Klusen/Letzel

Wir lernen bewegt

Aline Klusen/Christoph Letzel

Wir lernen bewegt

Inklusive und gesundheitsfördernde Pädagogik in Kita und Grundschule

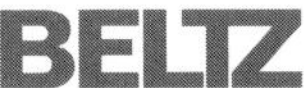

Aline Klusen ist gelernte Erzieherin und Ergotherapeutin. Sie arbeitete mehrere Jahre in einem integrativen Kindergarten der »Lebenshilfe Kaiserslautern« und ist an der Pestalozzischule in Eisenberg tätig. Außerdem ist sie ILF-Referentin (Institut für Lehrer Fort-und Weiterbildung), PL (Pädagogisches Landesinstitut) und LPM-Referentin (Landesinstitut für Pädagogik und Medien).

Christoph Letzel ist Ergotherapeut mit Zusatzausbildung in der sensorischen Integrationstherapie und NEPA (neuroentwicklungsphysiologischer Aufbau nach Pörnbacher). Er arbeitete mehrere Jahre in einem integrativen Kindergarten der »Lebenshilfe Worms« und als Dozent an der Prof. König-und-Leiserschule für Ergotherapie und Logopädie in Kaiserslautern. Er ist in einer Tagesförderstätte der »Lebenshilfe Kirchheimbolanden« tätig.

www.beltz.de

Lektorat: Dr. Cornelia Klein
Herstellung: Sarah Veith
Satz: Sarah Ferdin
Druck und Bindung: Beltz Bad Langensalza GmbH, Bad Langensalza
Reihengestaltung: glas ag, Seeheim-Jugenheim
Umschlaggestaltung: Sarah Veith
Umschlagabbildung: Martina Pellegriti
Fotos: Martina Pellegriti, Carsten Costard
Printed in Germany

ISBN 978-3-407-62892-3

Inhalt

Vorwort

Strahlende Kinder, die über bunte Bewegungsparcours balancieren und dabei Lernkärtchen zuordnen. Buchstaben und Zahlen, die in Sand und Rasierschaum geschrieben werden. Kinder, die bäuchlings auf einem Rollbrett, Wörter ihrer entsprechenden Wortart zuordnen und so für das anstehende Diktat üben. Dies sind nur einige Beispiele, die man beobachten kann, wenn man die Pestalozzischule Eisenberg (Pfalz) besucht. 2009 wurde das Lernkonzept »Discemotorik – Wir lernen bewegt!« an dieser Grundschule entwickelt.

Anfangs lernten die Kinder in einem eigens für dieses Programm eingerichteten Erlebnis- und Bewegungsraum »bewegt«. Aufgrund der vielen positiven Effekte, die wir bei den Kindern beobachten konnten, wurde »Discemotorik« zu einem festen Unterrichtsbestandteil und hat Einzug in die Klassen und auf den Schulfluren gehalten. Das ganzheitliche Lernkonzept fördert und fordert alle Kinder, ausgehend von ihren individuellen Lernvoraussetzungen.

Der Exkurs in die Hirnforschung zeigt den engen Zusammenhang von Bewegung, Wahrnehmung und Lernen deutlich. Kinder lernen »leichter«, wenn das Lernen über viele Sinneskanäle stattfindet und das Kind die Möglichkeit hat, durch eigenes Handeln selbsttätig zu werden. Werden diese Faktoren berücksichtigt, räumt das Gehirn dem Gelernten höchste Priorität ein. Lernen sollte mit positiven Emotionen verbunden sein – also Spaß machen. Unterricht, der Spaß macht, unterstützt den Lernprozess nachhaltig.

Dieses Buch soll Pädagog/innen, Therapeut/innen und Eltern Mut machen, neue Lernwege zu gehen, um vielen Kindern das »bewegte Lernen« zu ermöglichen. Besonderen Dank an Martina Pellegriti, die mit viel Einfühlungsvermögen, Ideenreichtum und Kreativität das Konzept und die Entstehung des Buches unterstützt hat und »Discemotorik« ein unverwechelbares Design gegeben hat.

Danke an unsere Familien für deren Unterstützung; besonderen Dank Aline Klusens Schwester Petra Klusen-Göbel und Christoph Letzels Ehefrau Heidrun Löhlein für die unzähligen, fruchtbaren Gespräche.

Ebenfalls ein Dank an die vielen Kolleg/innen und Schüler/innen der Ergotherapie und Logopädie, die durch häufiges Anwenden und konstruktives Kritisieren der Beobachtungsdiagnostik sehr zur besseren Verständlichkeit beigetragen haben.

Danke an das Kollegium der Pestalozzischule Eisenberg (Pfalz), ohne die dieses Projekt nicht möglich gewesen wäre; die Schulleitung Markus Fichter und Martina Ochßner, dem Kompetenzteam Manuela Brandschert, Margit Caspar, Sven Hofstadt, Ilka Eckel, Edda Hoffmann und Diana Zorn. Last but not least: Danke an alle Kinder, die mit so viel Begeisterung »bewegt« lernen.

Einleitung

Wir lernen bewegt!

Was darf ich heute lernen?

Ist das nicht die schönste Frage, die man sich als Lehrende/r von seinen Schüler/innen vorstellen kann?

Sieht so die Realität des Schulalltags aus?

Seit Jahren beobachten unsere und andere Kollegien Schulanfänger, die mit den Anforderungen des Schulalltags überfordert sind. Trotz größter Bemühungen vonseiten der Lehrer/innen und pädagogischen Fachkräfte scheinen diese Kinder den Anforderungen, die Schule an sie stellt, nicht gewachsen zu sein. Die Überforderung spiegelt sich häufig im Verhalten der Kinder. Sie sind zappelig und unkonzentriert. Sie können nicht »still« auf ihrem Stuhl sitzen, stören den Unterricht und fordern die ständige Aufmerksamkeit des Pädagogen ein. Andere scheinen dem Unterrichtsgeschehen nicht folgen zu können, liegen mit ihrem Kopf auf der Schulbank und »träumen« vor sich hin. Anhand vieler Beispiele konnten wir beobachten, dass den Kindern in ihrer Motorik und ihrer Wahrnehmung grundsätzliche Fähigkeiten und Fertigkeiten fehlen, die Voraussetzungen für das erfolgreiche Lernen in der Schule sind.

Die Kinder sind oft nicht in der Lage, eine Schere richtig zu halten und damit zu schneiden. Sie können den Stift nicht im physiologischen Dreipunktgriff halten und ihre Kraft beim Schreiben nicht adäquat dosieren. Es gelingt ihnen nicht, Linien nachzufahren und auf die Linien ihres Heftes zu schreiben. Lagebeziehungen – wie oben, unten, neben, links/rechts – werden nicht erkannt und angewendet. Die Kinder sind oft nicht dazu in der Lage, sich mehr als eine Anweisung zu merken und diese auszuführen. Die Unfähigkeit, still zu sitzen, aufmerksam dem Unterricht zu folgen und Arbeitsaufträge konzentriert auszuführen, sind weitere Auffälligkeiten.

Auch Defizite in den grundlegenden motorischen Fähigkeiten – wie Hüpfen, Fangen, Rollen, Klettern, Balancieren und Auf-einem-Bein-Stehen – sind in einem erschreckenden Übermaß festzustellen.

Die Beispiele verdeutlichen den engen Zusammenhang zwischen *Motorik, Wahrnehmung* und dem *Erlernen der Kulturtechniken*. Nur wenn das Kind über ein Fundament aus einer »physiologischen« Wahrnehmungsverarbeitung und intakter Sensomotorik verfügt, wird es fähig sein, kognitive Leistungen zu meistern und mit Freude zu lernen.

Durch den Blick als Ergotherapeut/innen und Pädagog/innen sehen wir die Notwendigkeit, die Kinder in diesen Bereichen ihrer Entwicklung zu fördern. Aus vielen verschiedenen Bereichen wurde ein Konzept des »Bewegten Lernens« entwickelt, das seit 2009 in der Grundschule Eisenberg (Pfalz) erfolgreich umgesetzt wird. Das Konzept verzahnt die Bereiche *Motorik, Wahrnehmung* und *Lernen* miteinander und stellt so eine optimale Förderung der Kinder dar. Die ursprünglich aus der sensorischen Integrationstherapie und der visuellen Wahrnehmungsförderung stammende Beobachtungsdiagnostik wurde aufgrund der Erfahrung in Kindergärten und während der Ausbildung von Ergotherapeut/innen und Logopäd/innen so umgestaltet, dass sie nicht nur von ausgebildeten Ergotherapeut/innen, sondern auch von Pädagog/innen, Logopäd/innen und anderen Berufsgruppen angewandt werden kann. Im Lehrerkollegium wurde sie in eine Geschichte eingebettet, um sie in der Schule gut anwendbar zu machen. Diese Beobachtungsdiagnostik bildet den Ausgangspunkt der Förderung und gibt Aufschluss darüber, in welchen Bereichen die Defizite und die damit verbundenen Lernschwierigkeiten des jeweiligen Kindes liegen. Innerhalb der Förderung werden diese Bereiche »bewegt« umgesetzt und mit den aktuellen Lerninhalten des Kindes verzahnt. Dieser Lernweg ermöglicht es, jedes Kind – mit oder ohne Beeinträchtigung – seinem Lernstand entsprechend individuell und differenziert zu fördern und das gemeinsame Lernen aller Kinder (Inklusion) zu unterstützen.

Durch die Zusammenarbeit im Kollegium sind zahlreiche Ideen und Beispiele zur individuellen und differenzierten Förderung der Kinder entstanden, sodass »Bewegtes Lernen« nicht nur in unserem eigens dafür entwickelten Erlebnis- und Bewegungsraum stattfindet, sondern auch in den Klassen und in unseren Schulfluren umgesetzt wird. Auf kognitiv anderem Niveau und gegebenenfalls mit Anpassung an körperliche Behinderungen kann das Konzept auch im schulischen und vorschulischen Bereich mit geistig und körperlich behinderten Menschen umgesetzt werden bzw. wird bereits umgesetzt.

Was darf ich heute lernen?

Mit dieser Frage werden wir von strahlenden und motivierten Kindern begrüßt, die zur Förderung in den Erlebnis- und Bewegungsraum kommen, um gemeinsam zu lernen.

I

Entwicklungspsychologische und neurophysiologische Grundlagen

1. Die sensomotorische Entwicklung, die Entwicklung der visuellen Wahrnehmung und das Identifizieren von Defiziten

Ein Kind ist vom Zeitpunkt der Zeugung an Umwelteinflüssen ausgesetzt. Die sensorische Integration – also das Zusammenspiel unterschiedlicher Sinnesqualitäten und -systeme – findet demnach vor, während und nach der Geburt statt. Das Kind nimmt ständig neue Reize auf und speichert diese. Es lernt durch die Interaktion mit der Umwelt.

Die einzelnen Fähigkeiten, die das Kind erwirbt, kann man sich als Bausteine vorstellen. Die einzelnen Entwicklungsbausteine bauen aufeinander auf und fügen sich letztendlich zur Mauer eines Gebäudes zusammen, das bestimmte Eigenschaften aufweist. Dieses Aneinanderfügen verschiedener Fähigkeiten, die das Kind im Laufe seiner Entwicklung erwirbt, bezeichnet man als »entwicklungsneurophysiologische Leiter«.

1.1 Die sensomotorischen Regelkreise

Im Laufe des Lebens eines Menschen differenzieren sich in direkter Abhängigkeit voneinander die sensomotorischen Regelkreise. Dabei geht es darum, Umweltreize anzunehmen (Sensorik) und auf diese zu reagieren (Motorik). Das physiologische Funktionieren dieser Regelkreise ist die Grundvoraussetzung für den erfolgreichen Erwerb der Entwicklungsbausteine. Wir unterscheiden fünf sensomotorische Regelkreise:

- die propriozeptive Wahrnehmung
- die taktile Wahrnehmung
- die vestibuläre Wahrnehmung
- das extrapyramidale System
- das pyramidale System

Erster sensomotorischer Regelkreis: Die propriozeptive Wahrnehmung

Andere Begriffe sind *Tiefensensibilität* oder *Körperstellungswahrnehmung*. Diese befähigt uns, festzustellen, in welchem Spannungszustand sich die einzelnen Muskeln unseres Körpers befinden. Mithilfe der propriozeptiven Wahrnehmung gelingt es uns, zu sagen, wo und in welcher Beziehung zueinander sich unsere Körperteile im Raum befinden. (Beim Schreiben dieses Textes weiß ich beispielsweise, wo meine Beine stehen, obwohl ich sie unter dem Schreibtisch nicht sehen kann.)

Rezeptoren
Die Rezeptoren, die uns Informationen über die Körperstellungen geben, haben ihren Sitz im Sehnen- und Bänderapparat, in den Muskelspindeln, der Knochenhaut und der Gelenkkapsel als Ansatzpunkten für Muskeln und Sehnen.

Funktionen
Zu den wichtigsten Funktionen der propriozeptiven Wahrnehmung zählt die Differenzierung gegen die Schwerkraft. Weiter ist sie Voraussetzung für die Aufrichtung, Grundlage jeder willkürlichen oder automatisierten Bewegung und ein wichtiger Bestandteil der automatischen Orientierung des Körpers.

Zweiter sensomotorischer Regelkreis: Die taktile Wahrnehmung

Unter taktiler Wahrnehmung versteht man die *Oberflächensensibilität* oder *Körperberührungswahrnehmung*. Drei unterschiedliche Reizqualitäten können wahrgenommen werden: Druck, Temperatur und Schmerz. Ein Beispiel für den Druck ist das Erkennen von Buchstaben oder Zahlen, die auf den Rücken geschrieben werden.

Rezeptoren
Rezeptoren sind hier Mechanorezeptoren für Druckempfinden, Thermorezeptoren für das Temperaturempfinden und Schmerzrezeptoren für das Schmerzempfinden. Die Rezeptoren befinden sich in der Haut, der Schleimhaut, dem Bindegewebe, den Haaransätzen und in den Nagelbetten.

Funktionen
Die taktile Wahrnehmung ist wichtig für Flucht- und Schutzreaktionen. Sie ist Bestandteil der automatischen Steuerung der Körperlage und die Grundlage der automatischen Orientierung. Sie ist wichtige Voraussetzung der Feinmotorik.

Dritter sensomotorischer Regelkreis: Die vestibuläre Wahrnehmung

Unter vestibulärer Wahrnehmung versteht man die Körperbewegungswahrnehmung. Durch sie wissen wir, ob unser Körper sich im Raum bewegt bzw. bewegt wird oder nicht. Man sitzt beispielsweise in einem Zug, und ein weiterer Zug steht daneben. Fährt einer der Züge los, zeigt sich für die Augen das gleiche Bild – egal, welcher Zug fährt. Mithilfe der vestibulären Wahrnehmung ist es uns möglich, zu sagen, welcher Zug sich bewegt.

Rezeptoren

Gemäß den Bewegungen in den drei Dimensionen gibt es im Vestibulum (Teil des Innenohrs) drei unterschiedliche Rezeptorarten: zum einen den Sacculus zum Erfassen der vertikalen Beschleunigung, den Utriculus zum Erfassen der horizontalen Beschleunigung und die Bogengänge zum Erfassen der Rotationsbeschleunigung. Neben den Bewegungen des Kopfes im Raum wirken auf das Vestibulum akustische Reize, ausgelöst durch die Vibrationsübertragung der Lymphflüssigkeit im Innenohr und Knochenvibrationen über das Felsenbein.

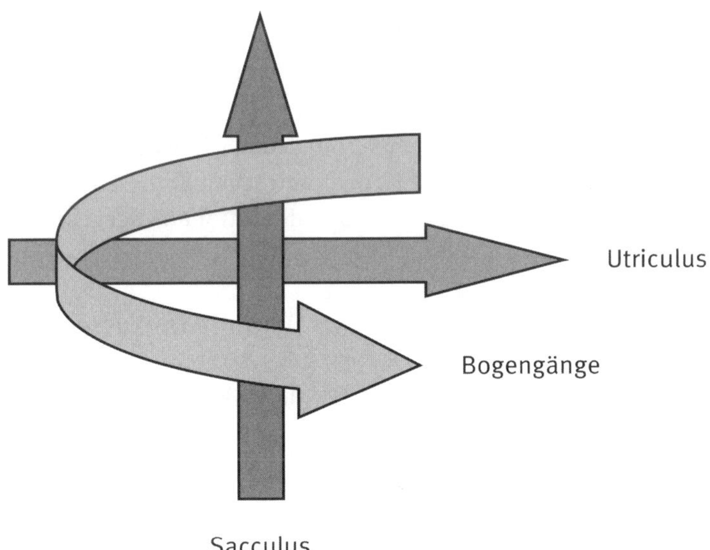

Abb. 2: Drei Rezeptorarten

Funktionen
Die vestibuläre Wahrnehmung ermöglicht die Aufrechterhaltung eines stabilen Gesichtsfeldes bei Körperbewegungen, Richtreaktionen, Haltungs- und Gleichgewichtsreaktionen und die Aufrechterhaltung der Körperhaltung. Sie hat starken Einfluss auf vegetative Funktionen und dient dem Integrationsfilter und Koordinationsleistungen (Teilleistungen).

Vierter sensomotorischer Regelkreis: Das extrapyramidale System

Das extrapyramidale System (EPS) ist der Teil des Zentralnervensystems, der für automatisierte Bewegungen zuständig ist. Darunter versteht man Bewegungen, die nicht (mehr) bewusst gesteuert werden. Wenn man beispielsweise jemanden beim Spazierengehen beobachtet, der sich unterhält und dabei gleichzeitig die Landschaft betrachtet, sind die Ausgleichsbewegungen, die er bei Geländeunebenheiten macht, automatisiert und nicht bewusst gesteuert.

Rezeptoren
Als Rezeptoren gelten die EPS-Kerne im Bereich des Mittelhirns.

Funktionen
Die wichtigste Funktion ist das Einleiten automatischer Bewegungen. Weiter werden diesem System die Integration und Koordination von Sinneseindrücken sowie die Beteiligung an vegetativen und emotionalen Funktionen zugeschrieben.

Fünfter sensomotorischer Regelkreis: Das pyramidale System

Das pyramidale System ist für die willkürliche Motorik verantwortlich. Ein Dartspieler etwa, der seinen Pfeil gezielt auf einen bestimmten Punkt der Scheibe wirft, hat genau diese Bewegung mit seinem Arm geplant. Er führt sie willkürlich aus.

Rezeptoren
Als Rezeptor gilt der Kortex, die Großhirnrinde.

Funktionen
Das pyramidale System ist verantwortlich für die willkürliche Bewegungsplanung, die willkürliche Sinneserfahrung und die Intentionalisierung und Rationalisierung von Handlungen.

Wenn alle sensomotorischen Regelkreise ausreichend funktionieren, findet eine physiologische Entwicklung des Kindes statt, in der alle »Bausteine der kindlichen Entwicklung« erworben und sinnvoll als »Mauer« zusammengefügt werden.

1.2 Visuelle Wahrnehmungsentwicklung

Parallel zur sensomotorischen Entwicklung findet die Entwicklung der visuellen Wahrnehmung statt. Ähnlich wie Erstere erfolgt diese in kleinen Schritten, die aufeinander aufbauen (Fischer 1995). Wir unterscheiden fünf Bereiche der visuellen Wahrnehmung, die in Kapitel 4.2 ausführlich beschrieben werden:

- visomotorische Koordination
- Figur-Grund-Wahrnehmung
- Wahrnehmungskonstanz
- Raumlage-Wahrnehmung
- Wahrnehmen räumlicher Beziehungen

Die Ursache für fehlende oder ungenügend ausgearbeitete Entwicklungsbausteine sind intrinsische und/oder extrinsische Faktoren. Intrinsische Faktoren können unterschiedliche Beeinträchtigungen (Trisomie 21, zentrale Bewegungsstörung oder eine Störung der sensorischen Integration) sein; extrinsische Faktoren hingegen treffen von außen auf das Kind, wie etwa ungünstige soziale oder emotionale Bedingungen. Bei ungenügend ausgearbeiteten oder fehlenden Bausteinen hat dies zur Folge, dass die Mauer und somit letztendlich das Gebäude – das Kind mit all seinen Fähigkeiten –, instabil wird. Werden nun weiterhin Bausteine auf das im Fundament instabile Gebäude gesetzt, wird dieses früher oder später »windschief«; das Kind zeigt »Auffälligkeiten«, wie beispielsweise Lernprobleme, Verhaltensauffälligkeiten, das hyperkinetische Syndrom (»Zappelphilipp-Syndrom«) oder das Aufmerksamkeitsdefizitsyndrom (ADHS).

Um das Kind dabei zu unterstützen, neue Fähigkeiten und neues Wissen in sein Gebäude einzubauen, muss das pädagogische Team oder auch der Therapeut wissen, an welchen Stellen die Mauer instabil ist bzw. welche Entwicklungsbausteine fehlen und nachgearbeitet werden müssen.

Zur Identifizierung fehlender Entwicklungsbausteine wurde die Beobachtungsdiagnostik »Die wilden Tiere in der Schule« entwickelt. Die Beobachtungsitems wurden so ausgewählt, dass sie sowohl von Erzieher/innen, Lehrer/innen, pädagogischen Fachkräften als auch von Therapeut/innen durchgeführt werden können. Der Vorteil dieser Beobachtungsdiagnostik liegt darin, dass sie in den pädagogischen Alltag integriert werden kann. Die gewonnenen Ergebnisse bilden wiederum die Grundlage für das bewegte Lernen und ermöglichen eine individuelle, differenzierte Förderung der Kinder.

Die folgende Grafik dient der Veranschaulichung der kindlichen Entwicklung ausgehend vom Kleinkind- bis zum Schulalter. Durch die Verbesserung der sensorischen Integrationsfähigkeit und motorischer Fähigkeiten (also durch discemotorische Förderung) werden zusätzlich sogenannte Metakompetenzen wie Frustrationstoleranz, Selbstwirksamkeit, Sozialkompetenz, Selbstbewusstsein und Teamfähigkeit gefördert.

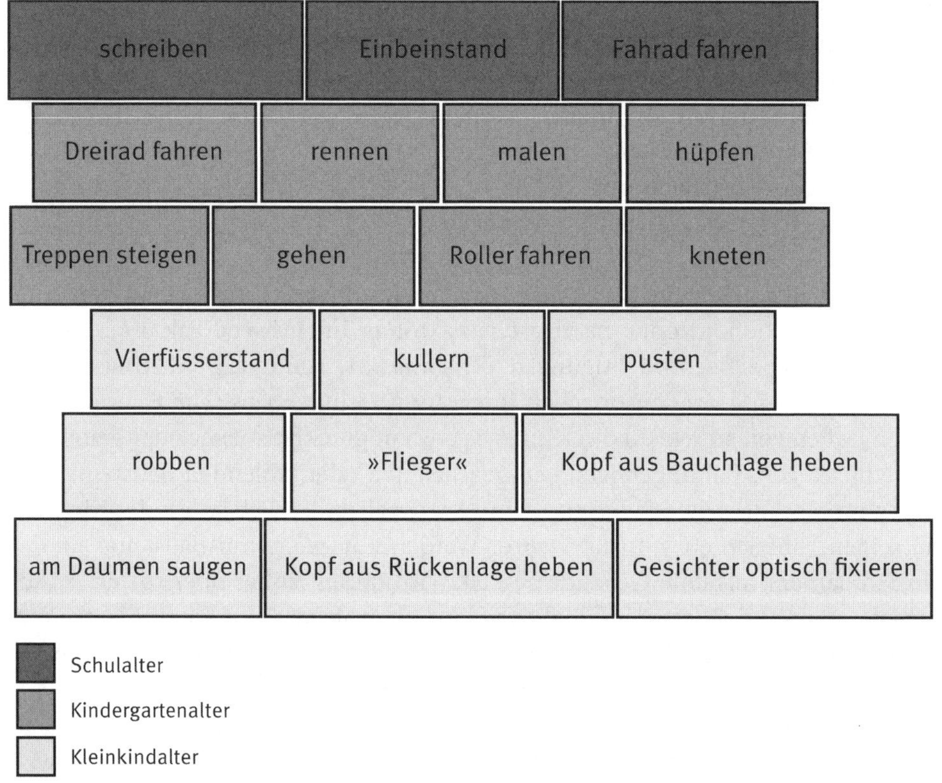

Abb. 1: Beispielhafte Mauer als Grundlage für das schulische Lernen

2. Motorische Entwicklung: die Entwicklung der Reflexe

Die ersten Bewegungen des Kindes basieren auf Reflexen: Frühkindliche Reflexe wie z. B. der Hand-, und Fußgreifreflex und der Saugreflex sorgen dafür, dass die Grundbedürfnisse wie Nahrungsaufnahme und Selbstschutz befriedigt werden können. Umgangssprachlich wird oft betont, dass diese Reflexe verschwänden. Diese Aussage soll vermieden werden, da der Reflex sich nicht in Wohlgefallen auflöst, sondern weiter existent bleibt, jedoch nicht mehr nachweisbar ist, da er von höheren Hirnstrukturen (Mittel- und Großhirn) überlagert wird. Dies lässt sich etwa bei Patienten mit einem Schlaganfall erkennen. Wenn durch den Schlaganfall diejenigen Hirnareale geschädigt wurden, die für die Überlagerung des primitiven tonischen Reflexes zuständig waren, treten die primitiven Bewegungsmuster bei den Patienten wieder auf. Im Laufe der Entwicklung werden also primitiven Reflexe von höheren Funktionen bzw. differenzierten Bewegungen abgelöst – das Kind wird zu einem geschickten Schüler und letztendlich Erwachsenen, der seine Umwelt motorisch beherrscht. Diese frühkindliche Entwicklung verläuft in drei wesentlichen Phasen, in denen jeweils spezifische Fähigkeiten erworben werden:

- Phase der tonischen Reflexe
- Phase der Stellreaktionen (statokinetische Reaktionen)
- Phase der Gleichgewichtsreaktionen (Equilibrationsreaktionen)

Liefern die sensomotorischen Regelkreise (vgl. Kap. 1) dem Gehirn nicht die richtigen Informationen oder werden diese vom Gehirn falsch gedeutet (»zentrale Reizverarbeitungsstörung«), kann die physiologische Entwicklung beeinträchtigt werden. Motorische Fähigkeiten können dann nicht ausgebildet werden, bzw. primitive Reflexe werden nicht vollständig überlagert. Um einzelne motorische Entwicklungsbausteine zu erwerben, ist es wichtig, dass sich die gesamte Qualität der Motorik und die neuronale Ebene der Reizintegration entwickeln.

2.1 Phasen der frühkindlichen Entwicklung

Phase der tonischen Reflexe

Tonische Reflexe dominieren das erste Lebenshalbjahr. Bei einem tonischen Reflex hält die tonische Reaktion *(tonische Muskelkontraktion)* so lange an, wie auch der Reiz anhält *(Ausnahme Moro-Reflex)*. Bei einer physiologischen Entwicklung des Kindes sind sie – je nachdem, um welchen Reflex es sich handelt – ab dem vierten bis zum sechsten Lebensmonat nicht mehr nachweisbar.

Im Folgenden werden die wichtigsten tonischen Reflexe, ihre Rezeptoren, die den Reiz aufnehmen, ihre Auslöser bzw. der auslösende Reiz, die auf den Reiz folgenden tonischen Reaktionen des Kindes, das Alter des Kindes, in dem der Reflex nachweisbar ist, und die Konsequenzen bei Persistenz (Nichtüberlagerung) der Reflexe für die Entwicklung des Kindes beschrieben.

Moro-Reflex

Auslöser des Moro-Reflexes sind plötzliche Lageveränderung, Erschrecken, Licht und Geräusche. Die Reaktion des Kindes verläuft in zwei Phasen: Während der ersten Phase bewegen sich die Arme nach außen (oben), die Finger strecken sich fächerförmig, die Schultern werden zurückgezogen, und der Mund öffnet sich. In direktem Anschluss schließt sich der Mund wieder, die Arme werden gebeugt und vor dem Körper zusammengeführt. Der Moro-Reflex ist von Geburt an bis zum dritten (spätestens sechsten) Lebensmonat physiologisch. Bei Persistenz verhindert er beispielsweise das freie Sitzen, die Sprungbereitschaft und einen physiologischen Mundschluss beim Essen und Sprechen (Goddard Blythe 2011).

Asymmetrisch-tonischer Nackenreflex (ATNR)

Auslöser ist die Kopfdrehung nach links oder rechts, Rezeptoren sind die Dehnungsrezeptoren der Nackenmuskulatur. Der Strecktonus der gesichtszugewandten Seite und der Beugetonus der dem Hinterkopf zugewandten Seite werden erhöht (Fechterstellung). Der asymmetrisch-tonische Nackenreflex ist von Geburt an bis zum vierten (spätestens sechsten) Monat physiologisch. Bei Persistenz verhindert er beispielsweise eine symmetrische Haltung, das Erreichen der Mittellinie mit beiden Händen, die Hand-Hand-Koordination und die Auge-Hand-Koordination.

Symmetrisch-tonischer Nackenreflex (STNR)

Auslöser ist die Extension bzw. Flexion der Halswirbelsäule (nach oben/unten schauen), Rezeptoren sind die Dehnungsrezeptoren der Nackenmuskulatur.

Bei einer Kopfbeugung nehmen der Beugetonus der oberen Extremität und der Strecktonus der unteren Extremität zu. Bei einer Kopfstreckung nehmen der Strecktonus der oberen Extemitäten und der Beugetonus der unteren Extremitäten zu. Der symmetrisch-tonische Nackenreflex ist von Geburt an bis zum sechsten Lebensmonat physiologisch, jedoch nicht immer auslösbar. Bei Persistenz verhindert er beispielsweise alternierende und selektive Bewegungen und die physiologische Asymmetrie. Der »Häschensprung« ist ein typisches Merkmal. Dabei krabbeln Kinder nicht, sondern nutzen den symmetrisch-tonischen Nackenreflex, um – ähnlich wie ein Häschen – vorwärtszuhüpfen. Diese Bewegung wird über die Halsmuskulatur eingeleitet, was zur Folge hat, dass die Dehnungsrezeptoren der Halsmuskulatur gereizt werden. Das Kind befindet sich dann im Krabbelstand und hebt seinen Kopf. Dadurch nehmen der Beugetonus der Beine und der Strecktonus der Arme zu. Das Gesäß senkt sich auf die Fersen, und die Arme stützen sich gestreckt auf den Boden. Senkt das Kind seinen Kopf, werden reflexartig die Beine gestreckt und die Arme gebeugt (Goddard Blythe 2011).

Tonischer Labyrinthreflex (TLR)

Auslöser des tonischen Labyrinthreflexes sind die Bauchlage und die Rückenlage. In der Bauchlage ist der Beugetonus und in der Rückenlage der Strecktonus im gesamten Körper erhöht. Der TLR ist von Geburt an bis zum sechsten Monat physiologisch. Bei Persistenz verhindert er beispielsweise das Aufrichten aus der Rückenlage und das Freihalten der Atemwege in der Bauchlage (Goddard Blythe 2011).

Tonischer Handgreifreflex

Auslöser dieses Reflexes ist das Berühren der Handinnenfläche ohne gleichzeitiges Berühren des Handrückens. Es kommt zum Faustschluss mit Einschlagen des Daumens. Der Reflex ist von Geburt an bis zum vierten Lebensmonat physiologisch. Bei Persistenz verhindert er die Greifentwicklung.

Tonischer Fußgreifreflex

Auslöser dieses Reflexes ist die Berührung des Fußballens. Die Zehen krallen sich zusammen. Der Reflex ist von Geburt an bis zum sechsten Monat physiologisch. Bei Persistenz werden das Stehen und Laufen verhindert.

Phase der Stellreaktionen

Stellreaktionen dienen der Aufrechterhaltung oder Wiederherstellung einer physiologischen Kopf- und Körperkontrolle im Raum. Es handelt sich dabei um statische Reaktionen, die ihre Integrationsebene im Mittelhirn haben. Sie sind in der zweiten Hälfte des ersten Lebensjahres vorherrschend; danach gehen sie in physiologische Bewegungen und Gleichgewichtsreaktionen über.

Labyrinthstellreaktion

Auslöser dieser Reaktion ist das Einwirken der Schwerkraft auf das Labyrinth. Der Kopf orientiert sich aufrecht im Raum, der Scheitel ist nach oben ausgerichtet, Augen und Lippenspalte sind horizontal eingestellt. Ab dem dritten Lebensmonat ist die Labyrinthstellreaktion nachweisbar. Das Ausbleiben verhindert eine physiologische Kopfkontrolle und ein gleichbleibendes Gesichtsfeld bei Bewegung (Goddard Blythe 2011).

Nackenstellreaktion

Wird der Kopf aus der Mittellinie gedreht, folgt der Körper dem Kopf en bloc, sodass Kopf und Körper wieder in einer Linie liegen. Ab dem vierten Monat ist die Nackenstellreaktion nachweisbar. Das Ausbleiben hat eine Störung der Symmetrieentwicklung zur Folge.

Körperstellreaktion auf den Körper

Liegt das Kind ohne Wirbelsäulenrotation auf dem Rücken und wird der Schultergürtel zu einer Seite gedreht (z. B. von Rücken- in Seitenlage), folgt der Rest des Körpers schraubenförmig nach. Die Körperstellreaktion ist ab dem vierten Monat nachweisbar. Das Ausbleiben verhindert die physiologische Aufrichtung aus der Bauchlage.

Landau-Reaktion

Das Kind wird aus der Bauchlage (mit Unterstützung) genommen und schwebt frei. Dabei streckt es sich extrem gegen die Schwerkraft. Wird der Kopf des Kindes gebeugt, beugen sich auch die Beine in den Hüft- und Kniegelenken. Die Landau-Reaktion ist ab dem vierten Lebensmonat bis zum dritten Lebensjahr nachweisbar. Ihr Ausbleiben verhindert die Einstellung von Kopf und Körper im Raum und somit einen Teil der Raumerfahrung.

Phase der Gleichgewichts- und Schutzreaktionen (statokinetische Reaktionen)

Gleichgewichts- und Schutzreaktionen sind sichtbare dynamische Reaktionen oder Tonusveränderungen, die dazu dienen, den Körperschwerpunkt in die Körpermitte zu bringen bzw. ihn dort zu halten. Die Gleichgewichts- und Schutzreaktionen entwickeln sich ab dem sechsten Lebensmonat, bilden sich während des Aufrichtungsprozesses aus, verbessern und verfeinern sich und bleiben während des gesamten Lebens erhalten.

Sprungbereitschaft

Das Kind wird aus der Bauchlage genommen und in direktem Anschluss schnell der Unterlage genähert. Die Armen strecken sich nach vorn. Die Sprungbereitschaft ist ab dem sechsten Monat nachweisbar. Sie dient zum Schutz beim Fallen.

Stützreaktion

Bevor das Kind frei sitzen kann, sichert es sein Gleichgewicht mit den Armen ab. Die Stützreaktion kann durch das Kippen des Rumpfes im Sitzen getestet werden. Kippt der Rumpf nach vorn, strecken sich die Arme nach vorn zum Stützen (ab dem sechsten Lebensmonat). Kippt der Rumpf zur Seite, strecken sich die Arme seitlich zum Stützen (ab dem achten Lebensmonat). Kippt der Rumpf nach hinten, strecken sich die Arme nach hinten ab (ab dem elften Lebensmonat).

3. Die Entwicklungsmauer/ das Entwicklungsgitter

Die Bausteine der kindlichen Entwicklung wurden von verschiedenen Autoren (z.B. Kipard [2006], Hellbrügge [2010], Piaget [1992]) erforscht und systematisch in Entwicklungsgittern bzw. als Entwicklungsdiagnostik festgehalten. Bei ärztlichen Untersuchungen findet häufig die »Denver-Skala« Verwendung. Wird das Entwicklungsalter durch Psycholog/innen oder Therapeut/innen bestimmt, wird häufig die »Münchner funktionelle Entwicklungsdiagnostik« verwendet.

Bei der Betrachtung des Entwicklungsgitters ist zu bedenken, dass es sich um statistische Eckdaten handelt. Der Zeitpunkt des Erwerbs und die Intensität der Nutzung der Fähigkeiten können variieren. Bei der Entwicklung spielen viele äußere Umstände, wie beispielsweise die Größe und Gestaltung der Wohnung, die Arbeit der Eltern, soziale Bezugspersonen sowie Geschwister eine Rolle.

ein Monat	
Wahrnehmung	*modalspezifische Leistungen* – Reaktion mit ganzem Körper, vor allem auf taktil-kinästetische und körpernahe Reize.
Aktives Spiel	*Instinkthandlungen* – Reflexübungen und Spiel nicht trennbar.
Grobmotorik	*Reflexaktivität* – reflektorische Bewegungen, unkoordinierte Zufallsbewegungen. – Beugehaltung überwiegt. – kurzes Kopfheben in Bauchlage.
Feinmotorik	*Greifreflexe* – Hände meist gefaustet. – Hände kommen zufällig in den Mund.

Mundfunktion/ Sprache	*orale Reflexe* –kräftiges Saugen. –Saug- und Schluckreflex deutlich. –Mundschluss. –Beim Schreien variiert vor allem die Lautstärke, nicht die Stimmlage. –Kehllaute (ch).
Soziales Verhalten	*Unterscheidet Wohl- und Unbehagen* –Beruhigt sich bei Zuwendung.
Selbsthilfe	
zwei Monate	
Wahrnehmung	*Fixiert Sinnesreize kurz* –kurzes Fixieren einer Lichtquelle. –kurzes Innehalten in der Bewegung bei optischen und taktilen Reizen. –Blickwinkel beträgt 90 Grad.
Aktives Spiel	*primäre Zirkulärreaktionen* –Zufallshandlungen.
Grobmotorik	*beginnende Aufrichtung gegen die Schwerkraft* –Kopfheben bis 45 Grad in Bauchlage. –kräftiges Strampeln. –Haltung in Rückenlage ist unsymmetrisch (ATNR).
Feinmotorik	*Hand-Mund-Koordination* –Hände gelangen sicherer in den Mund. –zufälliges Öffnen der Hände. –Gegenstände werden umklammert.
Mundfunktion/ Sprache	*Greiffunktion des Mundes* –Brustwarze/Sauger wird festgehalten. –rhythmisches Saugen. –Plaudern in »Erre«- und »Rrrr«-Ketten.

Soziales Verhalten	*soziales Lächeln* –Lächelt beim Anblick der Eltern. –Hautkontakt steht deutlich im Vordergrund.
Selbsthilfe	
drei Monate	
Wahrnehmung	*modalspezifische Leistungen* –Optische Reize (z. B. Mobiles) werden beobachtet. –beginnende Zuwendung zu akustischen und taktilen Reizen.
Aktives Spiel	*längeres Verweilen bei Sinnesreizen* –Zufällig berührte Dinge werden betastet.
Grobmotorik	*Aufrichtung von Kopf und Oberkörper* –Unterarmstütz. –Kopf kann sicher in der Mitte gehalten werden.
Feinmotorik	*zufälliges Greifen* –Festhalten/Greifen von Dingen, die in die Hand gegeben werden. –Die Hände können vor der Brust zusammenkommen und gelangen aktiv ins Blickfeld.
Mundfunktion/ Sprache	*willkürliches Saugen* –Die oralen Reflexe werden überlagert. –Entstehung von Schnalzlauten beim Fingerlutschen. –Backenaufblasen möglich. –Es entstehen Konsonanten: m, b, w, r, brr.
Soziales Verhalten	*Differenzierung der Ausdrucksmöglichkeiten* –Kann sich teilweise selbst mit Schnuller oder Daumen beruhigen.
Selbsthilfe	

vier Monate	
Wahrnehmung	*intermodale Leistungen* –Einzelne Sinneswahrnehmungen werden koordiniert und assoziiert. –Spielsachen werden mit dem Mund erkundet. –Hinwenden zu Sinnesreizen.
Aktives Spiel	*sekundäre Zirkulärreaktionen* –Handlungen werden aktiv wiederholt. –Greifen nach Dingen. –einfaches Fingerspiel.
Grobmotorik	*Kopfkontrolle vorhanden* –Kopf kann in Rückenlage aktiv gehoben werden/ wird beim Hochziehen aus der Rückenlage aktiv mitgenommen. –Die Körperhaltung ist symmetrisch. –Das Drehen von der Rückenlage in die Seitenlage ist möglich.
Feinmotorik	*Hand-Auge-Koordination* –Es kann beidhändig nach Spielzeug gegriffen werden. –Es wird Unterarm ohne Daumenbeteiligung gegriffen (Affengriff).
Mundfunktion/ Sprache	*Spiel mit eignen Lautäußerungen* –voll gerundete Lippen beim Saugen. –Plaudert gern. –U und i kommen als Vokallaute hinzu. –Als Konsonanten werden h, w, g, b, m, p beherrscht. –Es entstehen Konsonanten-Vokal-Lautgruppen.
Soziales Verhalten	*Erwartungshaltung erkennbar* –Freudige Erwartung bei Zuwendung wird ebenso gezeigt wie Unmutsäußerung bei Abwendung.
Selbsthilfe	

fünf Monate	
Wahrnehmung	*sichtbares Interesse an der Umwelt* –Arme werden nach erblickten Gegenständen ausgestreckt, auch wenn sie so nicht erreicht werden können.
Aktives Spiel	*beginnendes Hantieren* –Freude am Hantieren und Bewegen.
Grobmotorik	*Gleichgewicht in Bauchlage vorhanden* –Einseitiges Greifen aus dem Unterarmstütz ist möglich. –»Flieger«/»Schwimmen« (gleichzeitiges Strecken von Armen und Beinen in Bauchlage) ist möglich. –Das Drehen von der Bauch- in die Rückenlage ist möglich.
Feinmotorik	*Greifen nach Gegenständen* –Das Greifen ist seitengleich und einhändig.
Mundfunktion/ Sprache	*Stimmübungen* –Entladungs- und Silbenketten sind zu hören (gagagaga, mamamama, dadadada, papapapa). –Die Abnahme der Nahrung vom Löffel mit festem Lippenschluss ist möglich.
Soziales Verhalten	*Interesse am Geschehen in der Umgebung* –Die Stimmung wird in der Lautgebung ausgedrückt. –Zuwendung zu sprechenden Personen und Beobachten des Tuns Erwachsener.
Selbsthilfe	
sechs Monate	
Wahrnehmung	*Erfahrungen über Beschaffenheit der Dinge sammeln* –Gegenstände werden untersucht – wie sie riechen, schmecken, sich anfühlen, ...
Aktives Spiel	*Einzelne Gegenstände werden genau untersucht.* –Gewohnte Schemata werden mit neuen Gegenständen ausprobiert. –Mit bekannten Dingen werden neue Schemata ausprobiert. –Versteckspiel mit dem Tuch beginnt (Guck-guck-Spiel).

Grobmotorik	*Drehen* –Das Drehen von der Rücken- in die Bauchlage und zurück ist möglich. –Hände und Füße können in Rückenlage zusammengebracht werden. –Der Langarmstütz ist möglich.
Feinmotorik	*Hantieren* –Spielzeug kann von einer Hand in die andere gewechselt werden. –Der Griff wird offener.
Mundfunktion/ Sprache	*größere Vielfalt von Stimmen und Lauten* –neue Konsonanten: w, f. –Es kommen Flüster-, Ruf-, Anstrengungs- und Verneinungslaute hinzu.
Soziales Verhalten	*Sucht Aufmerksamkeit des Erwachsenen.* –Es wird aktiv nach Erwachsenen gerufen. –Spielsachen werden festgehalten beim Versuch, sie abzunehmen.
Selbsthilfe	
sieben Monate	
Wahrnehmung	*beginnendes Vergleichen* –Es wird von einem Gegenstand zum anderen geschaut und verglichen. –Es wird nach entfallendem Spielzeug gegriffen.
Aktives Spiel	*Versuch des aktiven Erreichens* –Sichdrehen und Rollen zum Spielzeug. –Gegenstände werden gegen den Tisch geschlagen.
Grobmotorik	*Drehen und Rollen* –Der Langsitz ist mit Stützen zwischen den Beinen möglich.
Feinmotorik	*beidseitiges Halten* –In jeder Hand kann ein Gegenstand gehalten werden. –Stützreaktion nach vorn ist vorhanden.

Mundfunktion/ Sprache	*rhythmisches Lautieren* –Zungenspiele beginnen. –Lautlose Mundbewegungen sind möglich. –Bei den Silbenketten ist ein Rhythmus erkennbar.
Soziales Verhalten	*Eingehen auf Gesten und Gebärden* –Beachtet Gebärden des Erwachsenen mehr als dessen Sprache.
Selbsthilfe	
acht Monate	
Wahrnehmung	*Körperferne Sinne werden wichtiger.* –visuelles Unterscheiden von Bekanntem und Unbekanntem. –Gegenstände werden an Details wiedererkannt (teilweise verstecktes Spielzeug wird wieder geholt).
Aktives Spiel	*Skepsis gegenüber Neuem* –Das eigene Spiegelbild wird betrachtet. –beginnendes Hantieren mit zwei Gegenständen. –Ein Würfel oder Ähnliches wird mit einem anderen über den Tisch geschoben.
Grobmotorik	*freies Sitzen* –Gleichgewicht und seitliche Stützreaktionen im Sitzen sind vorhanden. –Rückwärtsrobben ist möglich. –Das Drehen in Bauchlage um die eigene Achse ist möglich.
Feinmotorik	*offenes (radiales) Greifen* –Die Daumenseite ist beim Greifen oben.
Mundfunktion/ Sprache	*Kaubewegungen* –Kaubewegungen werden sichtbar. –Konsonanten: f, s, l, n. –Husten wird willkürlich imitiert.

Soziales Verhalten	*Fremdeln* –Unterscheidung zwischen bekannten und unbekannten ersonen. –Rituale haben große Bedeutung.
Selbsthilfe	
neun Monate	
Wahrnehmung	*seriale Leistungen* –Einzelwahrnehmungen werden in die richtige zeitliche Reihenfolge gebracht. –Bewegungen und Geräusche werden nachgeahmt.
Aktives Spiel	*ausgeprägte Nachahmung* –Zwei Gegenstände werden aneinandergeschlagen. –Nachahmen von alltäglichen Lauten und Gebärden.
Grobmotorik	*Robben* –Robben vorwärts und rückwärts ist möglich. –Vierfüßlerstand möglich. –selbstständiges Aufsetzen aus Bauchlage.
Feinmotorik	*Scherengriff* –Kleinere Gegenstände werden mit den Innenseiten von Daumen und Zeigefinger gegriffen. –Stützreaktionen im Sitz nach hinten vorhanden.
Mundfunktion/ Sprache	*Essen mit Händen* –Brot und Kekse können allein mit den Händen gegessen werden. –Worte (meist Doppelsilben – Mama, Papa) werden sinnvoll verwendet.
Soziales Verhalten	*Nachahmen/Kommunizieren* –Einfache Gesten werden nachgeahmt (z. B. »Winke-winke«). –Lautdialoge mit Erwachsenen möglich.
Selbsthilfe	

zehn Monate	
Wahrnehmung	*Interesse an der dritten Dimension* –Gegenstände und Räume werden genau visuell untersucht. –Interesse an: davor, hinter, drinnen, draußen.
Aktives Spiel	*Ausräumen* –Schubladen und anderes werden ausgeräumt. –An verschiedenen Dingen werden verschiedene Handlungsschemata ausprobiert.
Grobmotorik	*Krabbeln* –Krabbeln auf Händen und Knien ist möglich. –Aktives Hochziehen an Möbeln und gehaltenes Stehen sind möglich.
Feinmotorik	*Pinzettengriff* –Gegenstände werden mit Fingerkuppen von Daumen und gestrecktem Zeigefinger gegriffen (Pinzettengriff).
Mundfunktion/ Sprache	*Sprache wird deutlich verständlich.* –Wörter werden sinngemäß verwendet. –Einfache Aufforderungen werden befolgt. –Bekannte Gegenstände werden auf Aufforderung gezeigt.
Soziales Verhalten	*Reaktion auf eigenen Namen*
Selbsthilfe	*aktives Helfen bei täglichen Verrichtungen* –Kleine Mengen können aus einem Becher getrunken werden.
elf Monate	
Wahrnehmung	*Einsicht in Ursache-Wirkung, Wenn-dann* –Ereignisse, die vom eigenen Verhalten abhängen, werden vorausgesehen. –Die zeitliche Orientierung bei täglichen Verrichtungen ist erkennbar.

Aktives Spiel	*beginnende Raumeroberung* –Sichfortbewegen steht im Vordergrund des Spiels. –Spielzeug kann an einer Schnur hinterhergezogen werden.
Grobmotorik	*Laufen mit Anhalt* –Laufen mit Anhalt an Möbeln oder zwei Händen möglich. –Bärengang: Krabbeln auf Händen und Füßen. –aktiver Wechsel in jede Körperstellung möglich.
Feinmotorik	*Wegwerfen* –Gegenstände können absichtlich losgelassen und weggeworfen werden. –Gegenstände werden mit Daumen und gebeugtem Zeigefinger gegriffen.
Mundfunktion/ Sprache	*Nachahmen* –Wörter und Laute werden nachgesprochen.
Soziales Verhalten	*Zeigen von Zuneigung und Ablehnung* –Personen werden umarmt, oder es wird deutlich die Abneigung zum Ausdruck gebracht. –Lob wird verstanden.
Selbsthilfe	*Mithilfe beim Ausziehen* –Einfache Kleidungsstücke (Mütze, Strümpfe, ...) werden selbstständig ausgezogen.
12 Monate	
Wahrnehmung	*beginnendes Konstruieren* –Gegenstände werden aufeinandergestellt.
Aktives Spiel	*tertiäre Zirkulärreaktionen* –Gegenstände werden untersucht und neue Handlungsschemata mit ihnen probiert. –Handlungen werden oft wiederholt und variiert.
Grobmotorik	*Laufen mit Unterstützung* –Laufen an einer Hand oder am Puppenwagen oder Ähnlichem gehalten möglich.

Feinmotorik	*Funktionen vorhanden, aber ungeschickt* –Dinge in Formen zu stecken wird probiert, klappt aber mangels Geschick eher zufällig.
Mundfunktion/ Sprache	*lebhafte Gestik* –Ausdruck durch Gebärden steht im Vordergrund. –Einfache Aufträge (z. B. holen) werden befolgt.
Soziales Verhalten	*Hinwendung zum Erwachsenen bei Problemen* –Einfache Ge- und Verbote werden verstanden. –Andere Kinder werden beobachtet.
Selbsthilfe	*aktive Mithilfe* –Mit den Händen kann allein gegessen werden. –Aus einem Becher kann allein getrunken werden.
13–15 Monate	
Wahrnehmung	*Interesse am Bild* –Bilderbücher werden betrachtet. –Zwei Dinge werden sinnvoll zusammengebracht (einfache Steckspiele).
Aktives Spiel	*Umwelteroberung* –Die häusliche Geografie wird erkundet. –einfaches Ballspiel.
Grobmotorik	*Bewegungsdrang* –freies Stehen sicher möglich. –sicheres Bücken aus dem Stand.
Feinmotorik	*Werkzeuggebrauch beginnt.* –spontanes Kritzeln mit Stiften. –Dinge werden umhergetragen.
Mundfunktion/ Sprache	*Versuch, sich mit Sprache auszudrücken* –Sprache wird zusammen mit Gesten gebraucht, um sich verständlich zu machen. –Es wird nach den Namen von Dingen gefragt.

Soziales Verhalten	*Zeigen von Affekten* –Ärger, Eifersucht, Ablehnung etc. werden zum Ausdruck gebracht. –Kleinkinderspiele wie »Backe-backe-Kuchen« werden verlangt.
Selbsthilfe	*Mithilfe* –Nahrung wird mit Fingern auf einen Löffel gelegt und dann gegessen. –Melden bei voller Windel.
18 Monate	
Wahrnehmung	*Erfassen von Zusammenhängen* –Körperteile und Gegenstände werden gezeigt und benannt. –Geräusch und Geräuschquelle werden in Zusammenhang gebracht (Hund – bellt, Auto – brummt).
Aktives Spiel	*Steckspiele* –Einsteckspiele werden interessant. –Einfaches Rollenspiel beginnt (Puppe füttern, Auto fahren, ...).
Grobmotorik	*Klettern* –Es wird auf Möbel geklettert. –Laufen ist sicher. –Treppensteigen ist aufwärts mit Anhalt im Nachstellschritt möglich.
Feinmotorik	*geschickter in Handfertigkeiten* –Der Umgang mit Spiel- und Bastelmaterial wird geschickter.
Mundfunktion/ Sprache	*Einwortsätze* –Das Spiel wird mit Geräuschen begleitet. –Gegenstände werden benannt.
Soziales Verhalten	*Nachahmen* –Erwachsene werden im Spiel nachgeahmt.
Selbsthilfe	*Essen fast ohne Kleckern möglich*

zwei Jahre	
Wahrnehmung	*beginnende Differenzierung von Formen und Größen* –Einstecken symmetrischer Formen (Quadrat, Sechseck, Kreis) und Größenzylinder möglich. –Zuordnen der Grundfarben möglich.
Aktives Spiel	*geistige Kombination* –Neue Lösungswege werden durch geistige Kombination erlangt – nicht mehr allein durch Ausprobieren. –Turmbauen bis acht Klötze.
Grobmotorik	*Erproben der Fähigkeiten* –Es wird balanciert, galoppiert und geklettert. –Beidbeiniges Hüpfen ist möglich.
Feinmotorik	*beginnende Handdominanz* –Eine Hand wird bevorzugt. –Stift wird in der Faust gehalten. –Bilaterale Tätigkeiten (Aufschrauben, Einstecken, ...) sind möglich.
Mundfunktion/ Sprache	*sprachliche Kommunikationsfähigkeit* –Zwei- und Mehrwortsätze beginnen. –Das Wichtigste wird im Satz zuerst gesagt.
Soziales Verhalten	*sich selbst beim Namen nennen* –Es wird verstanden, wem was gehört.
Selbsthilfe	*selbstständiges Ausziehen* –Je nach Kleidungsstück kann es allein ausgezogen werden. –tagsüber trocken.
2 1/2 Jahre	
Wahrnehmung	*visuelles Differenzieren* –Gleiche Bilder, Farben und Formen werden ohne Ausprobieren zugeordnet. –Einstecken asymmetrischer Formen ist möglich.

Aktives Spiel	*Rollen- und Symbolspiel* –»Als-ob-Spiele«. –Tischspiele (Zuordenspiele) werden beliebt. –Das Rollenspiel ist ausgeprägt und fantasievoll.
Grobmotorik	*flüssige Körperbewegungen* –Dreiradfahren ist möglich. –Das Springen von einem Absatz oder einer Stufe gelingt. –Das Treppensteigen ist aufwärts alternierend.
Feinmotorik	*Geschicklichkeit nimmt zu* –Das Einfädeln großer Perlen beginnt. –Mit dem Stift werden vertikale Linien gezeichnet.
Mundfunktion/ Sprache	*verschiedene Satzarten* –Frage-, Haupt- und Ausrufesätze sind deutlich zu unterscheiden. –Präpositionen (auf, unter, hinter, ...) sind bekannt.
Soziales Verhalten	*Trotzverhalten* –Der eigene Wille wird entdeckt./Es wird »Ich« gesagt. –Beginn des gemeinschaftlichen Spiels.
Selbsthilfe	*probieren, alles selbst zu machen* –An- und Ausziehen zumeist alleine möglich.
drei Jahre	
Wahrnehmung	*sicheres Zuordnen* –Bilder, Formen, Farben und Größen werden sicher zugeordnet. –Zwei- bis dreiteilige Figuren können nachgelegt werden. –Der Zahlen-/Mengenbegriff 2 ist vorhanden. –Gespräch über abwesende Dinge ist möglich.
Aktives Spiel	*Konstruktionsspiel* –Einfache Figuren werden z. B. aus Bauklötzen gebaut oder nachgebaut. –Die Freude besteht mehr an der Tätigkeit des Bauens als am fertigen Produkt.

Grobmotorik	*Gleichgewichtsübungen* –Es wird an einfachen Klettergerüsten geturnt. –Balancieren, Dreiradfahren und Seilspringen sind möglich. –Die Treppe wird abwärts mit Anhalten gegangen.
Feinmotorik	*Verbessern der bimanuellen Tätigkeiten* –Der Ball wird mit den Unterarmen gefangen. –Ein Stift wird zwischen den Fingern gehalten. –Der Umgang mit der Schere wird sicherer. –Einfache Verschlüsse (Reißverschluss, große Knöpfe, ...) werden beherrscht.
Mundfunktion/ Sprache	*Interesse an Sprache* –Der Satzbau ist grundlegend vorhanden. –Die Umgangssprache wird beherrscht. –Gelegentlich kommt ein physiologisches Stottern, da die »Gedanken schneller sind, als der Mund«.
Soziales Verhalten	*Kindergartenzeit (hat sich mittlerweile in vielen Bundesländern vorverlagert)* –Gleichaltrige können miteinander spielen. –Die Trennung von den Eltern tagsüber gelingt problemlos. –starke Identifikation mit Gruppen (Kindergartengruppe, Familie).
Selbsthilfe	*weitgehende Selbstständigkeit bei täglichen Verrichtungen* –Beim Aufräumen der Spielsachen kann geholfen werden. –Selbstständiges Anziehen (mit anschließenden, leichten Korrekturen) ist möglich.
vier Jahre	
Wahrnehmung	*planvolles Vorgehen* –Es werden Bauwerke mit »Lego« oder Ähnlichem mit innerer Vorstellung gebaut. –Aufgaben werden planvoll erledigt. –Zweiteilige Muster können nachvollzogen werden.

Aktives Spiel	*gemeinsames Rollenspiel* –Es können verschiedene Rollen angenommen und gespielt werden. –Beim Bauen wird der gesamte Raum (Möbel etc.) mit einbezogen.
Grobmotorik	*Automatische Reaktionen sind sicher.* –Die Bewegungen sind sicher und nicht mehr allein auf die Tätigkeit ausgerichtet.
Feinmotorik	*weiteres Verbessern der Fingergeschicklichkeit* –Der Ball wird mit den Händen gefangen. –Ausmalen ohne zu viel Übermalen ist möglich.
Mundfunktion/ Sprache	*Erzählen* –Erlebnisse und Geschichten können erzählt werden. –Wertende Adjektive (gut, böse, frech, brav, ...) werden verstanden.
Soziales Verhalten	*gemeinsames Spielen* –Beim Spiel werden Absprachen getroffen, und in der Gruppe selbst werden Regeln aufgestellt. –Über selbst Erreichtes wird deutliche Freude gezeigt.
Selbsthilfe	*selbstständiges Essen* –Beim Essen kann sich selbst Nahrung aufgetan werden. –Beginn, mit Messer und Gabel zu essen. –Kleine Ausflüge in die Nachbarschaft sind alleine möglich.
fünf Jahre	
Wahrnehmung	*Handlungsplanung* –Eine Handlung kann geplant und verbal geäußert werden. –Reihenfolgen (Serien) bis drei werden eingehalten. –Der Zahlen-/Mengenbegriff 4 ist vorhanden.
Aktives Spiel	*Regelspiel* –Spielregeln bei einfachen Brett- und Tischspielen werden verstanden und eingehalten.

Grobmotorik	*verbesserte Koordination* –Einbeinstand ist kurz möglich. –Beidbeiniges Springen und Seilspringen (»Gummitwist«) sind möglich. –Radfahren beginnt.
Feinmotorik	*Hand-Auge-Koordination* –Einfache Handarbeiten (»Strickliesel«, Hämmern) sind möglich. –An einer Linie entlang kann ausgeschnitten werden.
Mundfunktion/ Sprache	*Schimpfwörter* –Gefühle können verbal ausgedrückt werden. –Schimpfwörter kommen zum aktiven Sprachschatz hinzu. –Es kann in ganzen Sätzen geantwortet werden. –Einfache Gedichte/Verse werden auswendig gelernt.
Soziales Verhalten	*Freundschaften* –Die ersten Freundschaften werden selbstständig geschlossen. –Einordnung in die (Kindergarten-)Gruppe und Akzeptieren der Regeln gelingen.
Selbsthilfe	*Selbstständigkeit* –Beim Anziehen und Essen ist eine weitgehende Selbstständigkeit erreicht. –Beginnendes Kritisieren von Erwachsenen, wenn diese sich nicht an Regeln halten.
sechs Jahre	
Wahrnehmung	*innere Vorstellung* –Es kann erzählt werden, was in einer gedachten Situation passieren könnte. –Schreiben wird gelernt. –Rechnen im Zehnerraum ist möglich (evtl. mit Hilfsmitteln). –Rechts und links werden unterschieden.

Aktives Spiel	*Sammelleidenschaft* –Karten, Steine etc. werden gesammelt und getauscht. –Es wird gern nach Vorlagen gebaut und gebastelt. –großes Interesse an Gesellschaftsspielen.
Grobmotorik	*Wettkämpfe* –Freude am Vergleichen mit anderen Kindern ist deutlich. –sicheres Radfahren möglich.
Feinmotorik	*weitere Verbesserung der Koordination* –Es gelingt, eine Schleife zu binden. –Eine sichere und lockere Stiftführung ist zu erkennen.
Mundfunktion/ Sprache	*Erlernen der Schriftsprache* –Lesen und Schreiben werden gelernt. –Bilder können erklärt und beschrieben werden.
Soziales Verhalten	*Einschulung* –Das Zurechtfinden in einer Schulklasse und das Akzeptieren der Schulregeln sind möglich.
Selbsthilfe	*Selbstständigkeit* –Der selbstständige Schulweg ist möglich. –Allein zum Bäcker zu gehen ist möglich. –Einfache Haushaltsaufgaben werden übernommen.

(Zusammengestellt nach Angaben von Piaget 1992, Hellbrügge 1994, Frostig 1993, Kippard 2006, Flehming 1987)

Das Entwicklungsgitter kann als Hilfe bei der Anamnese und der Erstellung eines individuellen Lern- und Übungsplanes benutzt werden. Zeigt ein Kind in der Schule beispielsweise Probleme im feinmotorischen Bereich, können die beschriebenen Items der Feinmotorik getestet und so der erste fehlende Entwicklungsbaustein identifiziert werden. So kann an diesem Punkt mit der Förderung begonnen werden.

Beispiel

In der Spontanmotorik wird der Scherengriff statt des Pinzettengriffs verwendet. Somit liegt der erste fehlende Entwicklungsbaustein in der Feinmotorik um den zehnten Lebensmonat. Um das Kind gezielt zu fördern, können während der Förderzeit Spiele gemacht und Bewegungen ausgeführt werden, die ein Kind in diesem Alter typischerweise macht. Beispiele hierfür sind Bewegungsspiele in Bezug auf das Krabbeln (fördert durch die taktilen Reize an der Handfläche die Feinmotorik – grobmotorischer Entwicklungsbaustein, zehn Monate) und die Aufnahme von Lern- oder Bildkarten, die in einen Behälter geworfen werden. Während des bewegten Lernens wird innerhalb des Parcours eine »Krabbelstation« eingebaut (vgl. erster fehlender Entwicklungsbaustein, bzw. letzter sicher erreichter Entwicklungsbaustein) – durch das Krabbeln werden taktile Reize der Handinnenflächen gefördert. Auch das Entnehmen von Lernkärtchen/Bildkärtchen aus einem Perlenbad fördert dies.

4. Begriffserklärungen der einzelnen Förderbereiche[1]

4.1 Sensomotorische Fähigkeiten/Begriffe

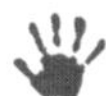

Muskelgrundtonus/Tonusregulierung

Unter dem Begriff »Muskeltonus« versteht man die Grundspannung der Muskulatur. Diese Grundspannung sorgt unter anderem für die Stabilität der Gelenke, die von Muskeln umgeben werden. Ist die Grundspannung der Muskulatur zu hoch, sind die Bewegungen zäh und langsam. Ist sie herabgesetzt, sind die Gelenke (häufig die Fingergelenke) überstreckbar. Der Muskeltonus darf nicht mit der *Kraft* oder dem *Muskelbauch* verwechselt werden. Beim *Muskelbauch* handelt es sich um die Muskelmasse, die *bewusst* angespannt wird, also nicht um die Grundspannung.

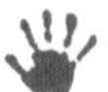

Kraftdosierung

Die Kraftdosierung ist die Fähigkeit, eine Tätigkeit mit automatisch angepasster Kraft auszuführen (z. B. ein Glas zu tragen, ohne es zu zerdrücken). Eine intakte taktile und propriozeptive Wahrnehmung sind Voraussetzungen für eine adäquate Kraftdosierung.

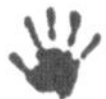

Körperschema/-image

Hierunter versteht man die mentale und visuelle Vorstellung vom eigenen Körper. Je genauer das Bild des eigenen Körpers bzw. das Wissen über den Schaltplan des Körpers sind, desto genauer und geschickter können Bewegungen und Handlungen ausgeführt werden.

1 Zur Erklärung der taktilen, propriozeptiven und vestibulären Wahrnehmung, vgl. S. 13 ff.

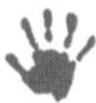

Handlungsplanung/Praxie

Unter dem Begriff »Praxie« wird die Fähigkeit verstanden, Handlungen und Bewegungen zu planen und auszuführen und ggf. veränderten Umweltbedingungen anzupassen (vgl. vierter sensomotorischer Regelkreis). Diese Fähigkeit hängt stark mit dem Körperschema zusammen. Je genauer das Wissen über den Schaltplan des Körpers ist, desto genauer kann auch die Zielmotorik geplant werden.

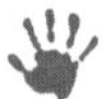

Händigkeit/Lateralität

Die meisten Menschen weisen eine deutliche Händigkeit auf. Weniger als fünf Prozent der Bevölkerung sind *Ambidexter* (Beidhänder). Sichtbar wird die Lateralisierung durch das bevorzugte Benutzen einer Hand als Arbeitshand und der anderen als Halte- oder Hilfshand. Parallel zur Entwicklung der manuellen Geschicklichkeit findet eine Spezialisierung der beiden Gehirnhälften statt. Sie sind durch das Corpus callosum (Balken) miteinander verbunden. Die linke Gehirnhälfte steuert zum Großteil die rechte Körperhälfte und umgekehrt. Die Zusammenarbeit der Gehirnhälften ermöglicht die Integration beider Hemisphären und ihrer Funktionen.

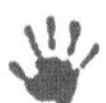

Überqueren der Mittellinie

Das »Überqueren der Mittellinie« beschreibt die Fähigkeit, mit einer Hand (oder einem Fuß) die Körpermitte ohne Ausweichbewegungen zu überqueren. Durch das Überqueren der Körpermitte findet die Zusammenarbeit von linker und rechter Gehirnhälfte statt, die sich im Laufe des Lebens immer stärker spezialisiert.

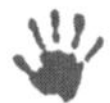

Koordination

Unter dem Begriff »Koordination« werden das Zusammenwirken aller beteiligten Muskeln zu einer Bewegung und das Zusammenwirken aller beteiligten Extremitäten zu einer Handlung verstanden.

4.2 Die visuelle Wahrnehmung (nach M. Frostig)

Die Interpretation eines visuellen Reizes erfolgt im Gehirn und nicht etwa allein durch die Augen. Sieht ein Mensch beispielsweise die vier Linien eines Quadrates, erfolgt der Sinneseindruck mit den Augen, die Erkenntnis jedoch, dass es sich um ein Quadrat handelt, ist ein sensorisch integrativer und ein Denkvorgang. Die visuelle Wahrnehmung ist nahezu an jeder unserer Handlungen beteiligt. Sie ist eng mit Sprache, Denken und Gedächtnis verbunden. Aufgrund der Leistungsfähigkeit der visuellen Wahrnehmung lernt das Kind lesen, schreiben, rechtschreiben, rechnen und alle anderen Fähigkeiten, die für den Schulerfolg wichtig sind. Die visuelle Wahrnehmung wird nach M. Frostig in fünf Bereiche geteilt, die eng mit den Leistungen des sensorischen Systems verknüpft sind (Frostig/Horne 1977).

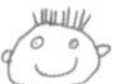 Die visomotorische Koordination

Die visomotorische Koordination ist die Fähigkeit, das Sehen mit den Bewegungen des Körpers oder Teilen des Körpers zu koordinieren. Wenn ein Sehender nach etwas greift, werden seine Hände durch seinen Gesichtssinn und die Impulse aus dem vestibulären und taktilen System geleitet. Wenn das Kind läuft, springt, einen Ball tritt oder ein Hindernis beachtet, lenken seine Augen die Bewegungen seiner Füße. Die komplikationslose Durchführung nahezu jeder Handlungsfolge hängt von einer funktionierenden Koordination von Auge und Motorik ab. Wie wichtig sie im schulischen Bereich ist, sehen wir beim Schreiben. Wird dieser Prozess automatisiert, gelingt das Schreiben selbst auf einem weißen Blatt ohne Linien.

Die Figur-Grund-Wahrnehmung

Das menschliche Gehirn ist so organisiert, dass es aus der Gesamtzahl einströmender Reize eine begrenzte Zahl auswählen kann, die im Zentrum der Aufmerksamkeit steht. Diese Reize – ob auditiv, taktil oder visuell – bilden die Figur in unserem Wahrnehmungsfeld, während die Mehrzahl der Stimuli einen nur ungenauen Grund bildet. Ein Kind mit einer schlechten Figur-Grund-Wahrnehmung zeigt oftmals ein unorganisiertes Verhalten. Es gelingt ihm nicht, aus einer Vielzahl von Reizen die Stimulusfigur herauszufinden. In der Schule findet es bestimmte Stellen auf einer Seite nicht und kann oftmals Details nicht erkennen. Es gelingt diesen Kindern kaum, eine Landkarte zu lesen, etwas in einem Wörterbuch nachzuschlagen oder einen Absatz in ihrem Lesebuch zu finden.

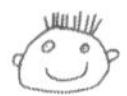 **Die Wahrnehmungskonstanz**

Die Wahrnehmungskonstanz ist die Fähigkeit, bestimmte Eigenschaften eines Gegenstandes, wie etwa Form, Farbe oder Größe, trotz abweichenden Netzhautbildes unverändert wahrzunehmen. Zwei- oder dreidimensionale Formen können als zugehörig erkannt werden – unabhängig von ihrer Farbe, Größe, Struktur, der Art der Darbietung oder vom Blickwinkel. Diese Fähigkeit ist für Schulkinder wichtig, die das Lesen und Rechnen mit veränderten Schriftbildern erlernen. Der Buchstabe M etwa bleibt ein M, egal, ob er in Druckschrift oder in Schreibschrift geschrieben wird.

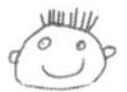 **Die Wahrnehmung der Raumlage**

»Raumlage« bedeutet die Wahrnehmung der Lage eines Gegenstandes in Bezug zum Wahrnehmenden. Aus der Wahrnehmung des eigenen Körpers entwickeln sich die räumlichen Begriffe, wie etwa *hinten, vorn,* über, *unter, seitlich.* Diese Fähigkeit ist die Voraussetzung für das Lesen, Schreiben und Rechnen. Sie ermöglicht beispielsweise die Unterscheidung der Buchstaben b und d, p und q, der Zahlen 6 und 9. Kinder mit Defiziten der Raumlage-Wahrnehmung schreiben häufig spiegelverkehrt. Die Begriffe »rechts« und »links« sind nur dann nutzbar, wenn ich sie aus der Perspektive meines eigenen Körpers sehen und anwenden kann.

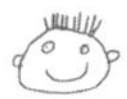 **Die Wahrnehmung räumlicher Beziehungen**

Die Wahrnehmung räumlicher Beziehungen beschreibt die Fähigkeit, die Lage zweier oder mehrerer Gegenstände in Bezug zu sich selbst und zueinander wahrzunehmen. Diese Fähigkeit ist die Voraussetzung für das Ausschneiden von Figuren und das Abschreiben von einer Tafel. Buchstaben mit waagerechten, senkrechten, schrägen und runden Linien müssen von einer vertikalen Ebene (Tafel) auf ein horizontales Feld (Heft) übertragen werden können.

4.3 Anwendung dieser Fähigkeiten beim Schreiben

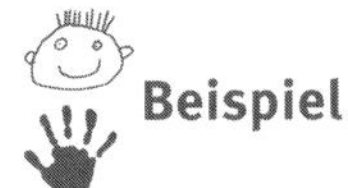

Beispiel

Kind sitzt ruhig auf seinem Stuhl (vestibuläre Wahrnehmung) hat die Füße fest auf der Erde stehen ohne dass es diese sieht (propriozeptive Wahrnehmung, Körperschema). Der Rücken ist gerade und gespannt (Muskeltonus). Es hält mit der linken Hand das Blatt fest und führt mit der rechten Hand den Stift (taktile Wahrnehmung, Handlungsplanung, Koordination, Lateralität). Der Stift wird locker gehalten und die Schreibbewegungen sind adäquat dosiert (Kraftdosierung). Benötigt das Kind einen anderen Stift, greift es mit der rechten Hand zum Etui um diesen zu holen (Überqueren der Körpermitte). Das Kind schreibt den Tafeltext (Wahrnehmung räumlicher Beziehungen) in die Linien seines Heftes (visomotorische Koordination). Wörter, die ihm nicht bekannt sind, schlägt es in seinem Wörterbuch nach (Figur-Grund Wahrnehmung). Das Wort »bauen« sucht es gezielt unter dem Buchstaben »b« (Wahrnehmung der Raumlage) und kann es in seinem Wörterbuch erkennen (Wahrnehmungskonstanz).

II

Das Konzept »Discemotorik«

1. »Discemotorik – Wir lernen bewegt!«

1.1 Überblick

Wie in der Einleitung beschrieben, kennt vermutlich jeder Pädagoge Kinder, die mit den Anforderungen des Schulalltags überfordert sind, oft sogar in der eigenen Klasse. Sie können ihre Kräfte nicht richtig dosieren – etwa den Stift oder ein Glas nicht richtig halten – oder kaum still sitzen. Ihnen fällt die Unterscheidung von Lagebezeichnungen oder die Befolgung von mehr als einer Anweisung schwer. Die Liste der Beispiele ließe sich beliebig verlängern. Am Beginn der Überlegungen zu »Discemotorik« standen folgende Fragen:

- Wie kann man diesen Kindern helfen, die Lernanforderungen in der Schule trotzdem zu meistern?
- In welchen Bereichen gibt es Auffälligkeiten, die das Lernen der Kinder behindern?
- Wie kann ich feststellen, wo das Kind Schwierigkeiten hat?
- Wie kann man die genannten Fähigkeiten fördern?
- Wie kann inklusives Lernen in der Praxis umgesetzt werden?

Mithilfe von Bewegung als Grundvoraussetzung können Kinder auf erfolgreiches Lernen vorbereitet werden. Dabei geht es um die Verzahnung von Bewegung mit (schulischen) Inhalten. Der Begriff »Discemotorik« setzt sich zusammen aus dem lateinischen Wort »discere« (dt. *Lernen*) und dem Begriff »Motorik«. Es geht also – frei übersetzt – um »Bewegtes Lernen«.

Das Konzept »Discemotorik – Wir lernen bewegt!« ist ein bundesweit einzigartiges Förderprogramm zum Ausgleich von Defiziten der Wahrnehmungsverarbeitung und Motorik – für alle Kinder im Vor- und Grundschulalter. Damit ist auch der Inklusionsgedanke eng mit dem Programm verbunden. Denn »Discemotorik« verbindet ergotherapeutische und psychomotorische Elemente zu einem ganzheitlichen Lernansatz:

- Wahrnehmungs- und bewegungsfördernde Angebote werden mit Lerninhalten verknüpft.
- Defizite innerhalb der Wahrnehmungsverarbeitung und Motorik werden, für die Kinder unbewusst, ausgeglichen und physiologische Bewegungsmuster angebahnt.

- Kinder mit unterschiedlichen Lernvoraussetzungen lernen gemeinsam mit viel Spaß und Motivation (Inklusion).
- Spaß am Lernen vermittelt Erfolgserlebnisse.
- Die Lerninhalte gestalten sich differenziert und handlungsorientiert.
- Die Lerninhalte werden wiederholt und vertieft.
- Lernen geschieht »mit allen Sinnen«.
- Teamarbeit und soziale Kompetenzen werden gefördert.
- »Discemotorik« wird als fester Unterrichtsbestandteil in den Klassen verankert.
- Ausgangspunkt ist die Beobachtungdiagnostik »Die wilden Tiere in der Schule«.

Grundlage dieser gezielten Förderung ist eine genaue Beobachtungsdiagnostik, die nahelegt, in welchen Bereichen die Defizite und die damit verbundenen Lernschwierigkeiten der Kinder liegen.

2. Discemotorische Förderung

2.1 Implementierung der discemotorischen Förderung in Kindergarten oder Grundschule

Am Beginn steht die Feststellung des Bedarfs an Förderung. Vermutlich werden Erzieher/innen bzw. Lehrer/innen zunächst eine Weile sehr genau beobachten, wenn einige ihrer Schützlinge bzw. ein einzelnes Kind den Anforderungen des Alltags in Einrichtung oder Grundschule nicht gewachsen scheinen. Dann zu handeln erfordert nicht selten ein hohes Maß an Motivation und zusätzlichem Einsatz.

Der nächste Schritt ist die eigene Auseinandersetzung mit »Discemotorik«, gefolgt von der Involvierung anderer zukünftig Beteiligter. So lässt sich ein Kompetenzteam mit mindestens zwei Mitgliedern gründen. Idealerweise fließen dabei – neben Erzieher/in bzw. Grundschullehrer/in – auch ergotherapeutische Kompetenzen mit ein. Kolleg/innen können im Rahmen einer Konferenz, eines schulinternen Studientages oder eines Pädagogischen Tages über das Förderprogramm informiert werden. Bei einem Elternabend können auch die Eltern mit »an Bord« geholt werden. Dabei bietet es sich an, den Eltern zunächst in einem Vortrag über discemotorische Förderung die Grundintention zu erläutern. Anschließend können Übungen vorgestellt werden, die die Eltern selbst erproben. So sind neben den Kolleg/innen auch die Eltern involviert, bevor die eigentliche Förderung beginnen kann.

2.2 Ablauf der discemotorischen Förderung

Bevor die tatsächliche Förderung beginnt, muss konkret bestimmt werden, woraus die jeweilige Überforderung besteht. Fällt es dem Kind z. B. schwer, sich über einen kurzen Zeitraum zu konzentrieren? Kann es den Stift oder ein Glas nicht richtig halten? Die Gründe für die Überforderung können vielfältig sein. Die aus zwei Teilen bestehende Eingangsdiagnostik »Die wilden Tiere in der Schule« hilft dabei, eventuelle sensomotorische Defizite und visuelle Wahrnehmungsschwierigkeiten zu identifizieren.

Im ersten Teil der Beobachtungsdiagnostik liest die pädagogische Fachkraft eine Reimgeschichte vor (»Die wilden Tiere in der Schule«), in der unterschiedliche

Tiere erwähnt werden. Die Kinder imitieren die jeweiligen Tiere, indem sie typische Bewegungen nachstellen. Die gleichzeitige Beobachtung sollte möglichst eine weitere pädagogische Fachkraft durchführen, damit sich die andere Erzieherin/Lehrkraft auf das Vorlesen konzentrieren kann. Einschätzungen zur Ausführung der Übungen werden mithilfe eines Beobachtungsbogens vorgenommen. So ergibt sich ein Bild der jeweiligen sensomotorischen Entwicklung.

In einem zweiten Schritt bearbeiten die Kinder Arbeitsblätter mit Übungen, anhand deren die visuelle Wahrnehmungsfähigkeit einzelner Kinder überprüft werden kann. Die Auswertung erfolgt mithilfe eines Auswertungsbogens.

Nachdem spezifische Schwachstellen aufgespürt wurden, beginnt die eigentliche Förderung. Im Klassenraum oder einem eigens eingerichteten Erlebnis- und Bewegungsraum wird ein Parcours aufgebaut, der diejenigen Spielgeräte und Fördermittel beinhaltet, die zur jeweiligen Förderung schwerpunktmäßig benötigt werden (z. B. Rollbretter, Matten oder Turnbänke). Die Kinder ziehen zu Beginn des Parcours eine Karte mit einer Aufgabe, die an spezifischen Stationen oder am Ende des Parcours gelöst werden muss. So können Entwicklungsverzögerungen spielerisch und gezielt behoben werden. Auf diese Weise kann bewegtes Lernen als (mehr oder weniger regelmäßiger) Bestandteil in den Unterricht eingebettet werden. Die Bewegungsdiagnostik kann jedoch bereits im Vorfeld als Grundlage der Erstellung von Förderplänen und für Elterngespräche genutzt werden.

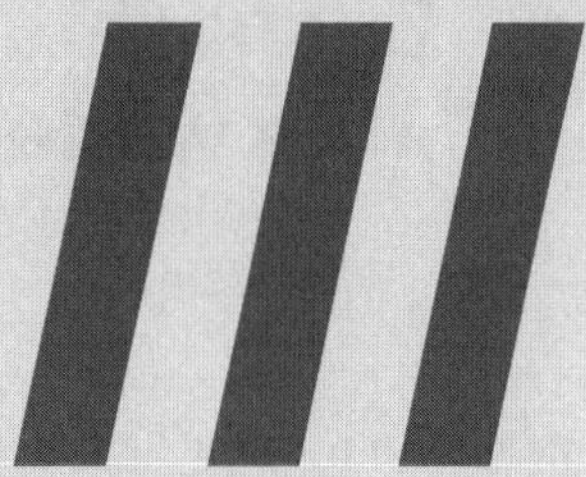

Discemotorische Beobachtungsdiagnostik

1. Beobachtungsdiagnostik: »Die wilden Tiere in der Schule«

Abenteuer, wilde Tiere – welches Kind findet das nicht spannend? Wohl kaum ein Kind könnte einer solchen »Safari« widerstehen. Ein wunderbarer Aufhänger also, um Grundschüler und Vorschulkinder für die Übungen zur discemotorischen Beobachtungsdiagnostik zu begeistern.

Die Beobachtungsdiagnostik gliedert sich in zwei Teile: einen praktischen und einen theoretischen Teil. Im ersten, praktischen Teil können – idealerweise während einer Turnstunde – Körperstellungen, Motorik, Handlungsplanung, Körperschema und Wahrnehmungsfähigkeit sowie das Sozialverhalten der Kinder beobachtet werden. Die Kinder schlüpfen dabei in unterschiedliche Tierrollen und führen, begleitet von einer Reimgeschichte, die die Schüler/innen auf eine Expedition schickt, verschiedene Übungen aus. Die Kinder haben großen Spaß beim spielerischen Umsetzen der Geschichte, während die beobachtende Person feststellen kann, ob sich das Kind auf die Geschichte einlässt oder so stark auf das Erfüllen der Aufgaben konzentriert ist, dass es sie gar nicht wahrnimmt. Ein Kind sollte mit Vollendung des dritten Lebensjahres seine Bewegungen so weit automatisiert haben, dass es gleichzeitig zuhören, spielen und sich bewegen kann.

Mithilfe eines Beobachtungsbogens ergibt sich so ein umfängliches Bild des jeweiligen sensomotorischen Entwicklungsstandes der Kinder. Dieser »Bausteinchensuchtest« identifiziert somit, welche motorischen Fähigkeiten bzw. Bausteine in der Fähigkeitsmauer des Kindes (vgl. Kap. I) fehlen oder ungenügend ausgebildet sind. Anhand der geforderten Körperstellungen in der Beobachtungsdiagnostik wird die Abhängigkeit der Motorik von der Wahrnehmung und Wahrnehmungsverarbeitung verdeutlicht.

Der zweite Teil der Beobachtungsdiagnostik gibt Aufschluss über die visuelle Wahrnehmungsfähigkeit des Kindes und wird mithilfe von Arbeitsblättern innerhalb des Klassenverbandes durchgeführt. Die visuelle Wahrnehmung entwickelt sich am stärksten im Alter von drei bis sieben Jahren und ist, wie eine gut ausgebildete Sensomotorik, Grundvoraussetzung für das erfolgreiche Lernen in der Schule. Neben den Bereichen »Wahrnehmungskonstanz«, »Figur-Grund-Wahrnehmung«, »visomotorische Koordination« und »Wahrnehmung der Raumlage«, können Lateralität (Händigkeit), Kraftdosierung, Stifthaltung, Konzentration und Ausdauer beobachtet werden.

2. »Die wilden Tiere in der Schule«: Beobachtungsdiagnostik, Teil 1

Im Folgenden werden die einzelnen Übungen zur sensomotorischen Entwicklung der Kinder beschrieben. Dabei imitieren die Kinder Bewegungen bestimmter Tiere, woraus sich für die beobachtende Person ein Bild des derzeitigen sensomotorischen Entwicklungsstandes ergibt.

2.1 Zur Übung »Adler«

Was muss das Kind für diese Übung können?

Das Kind liegt bäuchlings auf einer Unterlage und streckt sich so, dass Arme (nach vorn), Beine (nach hinten) und der Kopf von der Unterlage abheben. Beim »Adler« wird die Körperstellung »Flieger« nachgestellt, die ein Kind nach dem ersten Lebenshalbjahr beherrschen sollte. Es streckt sich mit dem gesamten Körper gegen die Schwerkraft. So wird es – beispielsweise vom Vater – mit ausgestreckten Armen hochgehoben und hält die Muskelspannung.

Welche sensomotorischen Fähigkeiten sind hierfür notwendig?

Das Kind muss den Spannungszustand seiner Muskeln erkennen (erster sensomotorischer Regelkreis/Propriozeption). Es muss die Körperauflagefläche auf dem Bauch sowie die haltenden Hände des Vaters erkennen und die Veränderung während der Bewegung wahrnehmen (zweiter sensomotorischer Regelkreis/taktile Wahrnehmung). Das Kind muss seine Bewegung im Raum wahrnehmen und einordnen (dritter sensomotorischer Regelkreis/vestibuläre Wahrnehmung). Aufgrund dieser wahrgenommenen und richtig verarbeiteten Reize sorgen automatische Bewegungsabläufe (vierter sensomotorischer Regelkreis) dafür, dass der Kopf im Raum ausgerichtet wird. Nun können in dieser Stellung auch willkürliche Bewegungen ausgeführt werden (fünfter sensomotorischer Regelkreis/Willkürmotorik).

Woran liegt es, wenn das Kind die Übung nicht durchführen kann?

Kann ein Kind diese Übung nicht befriedigend ausführen, kann das unter Umständen daran liegen, dass im Laufe seiner Entwicklung nicht alle frühkindlichen Reflexe befriedigend überlagert wurden. In diesem Fall führt beispielsweise der tonische Labyrinthreflex zu einer Erhöhung des Beugetonus in Bauchlage, was ein Strecken gegen die Schwerkraft erschwert. Eine weitere Ursache kann ein zu niedriger Muskeltonus sein.

2.2 Zur Übung »Bär«

Was muss das Kind für diese Übung können?

Beim »Bären« werden Fähigkeiten gefordert, die sich innerhalb der ersten vier Lebensjahre entwickeln. Das Kind legt sich ein mit Sand gefülltes Säckchen auf den (linken oder rechten) Handrücken und balanciert damit über eine Turnbank.

Welche sensomotorischen Fähigkeiten sind hierfür notwendig?

Im Kindergarten sollte ein Kind fähig sein, alternierend zu balancieren. Es muss den Spannungszustand seiner Muskeln feststellen und ohne Augenkontrolle erkennen können, wo sich seine Gliedmaßen im Raum befinden (erster sensomotorischer Regelkreis – propriozeptive Wahrnehmung – Körperstellungswahrnehmung). Es muss die Auflagefläche und den Druck auf seine Fußsohlen sowie das Sandsäckchen auf seinem Handrücken wahrnehmen (zweiter sensomotorischer Regelkreis taktile Wahrnehmung – Körperberührungswahrnehmung). Das Kind muss ständig überprüfen, ob es noch gerade auf der Turnbank steht (dritter sensomotorischer Regelkreis) und kann ggf. mit automatischen Ausgleichsbewegungen reagieren (vierter sensomotorischer Regelkreis/automatisierte Bewegungen). Sind diese Voraussetzungen gegeben, kann das Kind seine Bewegungen so planen, dass es das Säckchen über die Bank balanciert (fünfter sensomotorischer Regelkreis – Willkürmotorik).

Woran liegt es, wenn das Kind die Übung nicht durchführen kann?

Kann ein Kind diese Aufgabe nicht altersgerecht ausführen, kann dies unter Umständen daran liegen, dass eine Reizverarbeitungsstörung vorliegt, automatische

Reaktionen nicht entsprechend ausgebildet sind oder ein zu geringer Muskelgrundtonus vorliegt. Gerade bei dieser Übung wird ein eventueller Übungsmangel der motorischen Fähigkeiten deutlich.

2.3 Zur Übung »Tiger«

Was muss das Kind für diese Übung können?

Beim »Tiger« wird das freie Krabbeln, das ein Kind mit Beginn des zweiten Lebensjahres beherrschen sollte, beobachtet. Dabei geht es in den Vierfüßlerstand, um – wie ein Tiger im Dschungel – über Hindernisse (z. B. von Sportmatten) zu klettern.

Welche sensomotorischen Fähigkeiten sind hierfür notwendig?

Wie beim »Bären« bzw. »Adler« muss das Kind den Spannungszustand und die Veränderung seiner Muskeln wahrnehmen (erster sensomotorischer Regelkreis/Propriozeption), um geschickt Hindernisse zu überwinden. Um zu wissen, auf welche Hand oder auf welchen Fuß es sein Gewicht verlagert, benötigt es die taktile Wahrnehmung (zweiter sensomotorischer Regelkreis/taktile Wahrnehmung). Es muss seine Stellung im Raum ständig überprüfen (dritter sensomotorischer Regelkreis/vestibuläre Wahrnehmung), um ggf. mit Ausgleichsbewegungen reagieren zu können (vierter sensomotorischer Regelkreis/automatisierte Bewegungen). Wenn diese Voraussetzungen gegeben sind, kann das Kind seine Bewegungen so planen, dass es während des Krabbelns fauchen und mit seinen Mitschüler/innen »spielen« kann (fünfter sensomotorischer Regelkreis/Willkürmotorik).

Woran liegt es, wenn das Kind die Übung nicht durchführen kann?

Kann das Kind diese Aufgabe nicht befriedigend erfüllen, können die Ursachen in einer Reizverarbeitungsstörung, mangelnden automatisierten Reaktionen oder einem zu geringen Muskeltonus liegen.

2.4 Zur Übung »Spinne«

Was muss das Kind für diese Übung können?

Die »Spinne« verlangt – neben motorischen Fähigkeiten – eine gute visuelle Wahrnehmung. Bei dieser Übung wurden zuvor Seile kreuz und quer im Raum gespannt, durch welche die Kinder klettern müssen, ohne sie zu berühren.

Welche sensomotorischen Fähigkeiten sind hierfür notwendig?

Auch bei der »Spinne« muss das Kind den Spannungszustand seiner Muskeln und die damit verbundene Lage seiner Körperteile im Raum wahrnehmen (erster sensomotorischer Regelkreis/Propriozeption). Das Kind muss die Gewichtsverteilung seiner Füße wahrnehmen (zweiter sensomotorischer Regelkreis/taktile Wahrnehmung). Da die Basis sehr klein ist, muss es ganz genau eine Lageveränderung erkennen (dritter sensomotorischer Regelkreis/vestibuläre Wahrnehmung), um sofort zu reagieren (vierter sensomotorischer Regelkreis/automatische Reaktionen). Dann kann es seine Bewegungen als »Spinne« planen und ausführen (fünfter sensomotorischer Regelkreis/Willkürmotorik).

Woran liegt es, wenn das Kind die Übung nicht durchführen kann?

Wird diese Aufgabe nicht befriedigend ausgeführt, kann dies – neben Problemen innerhalb der Motorik, Reizverarbeitung oder Handlungsplanung – an der visuellen Wahrnehmungsfähigkeit des Kindes liegen. Stößt das Kind häufig an die Seile des Spinnennetzes an, können die Ursachen hierfür mangelnde visomotorische Koordination und Probleme beim Abschätzen von Entfernungen und Beziehungen (Raum-lage-Wahrnehmung, Wahrnehmung räumlicher Beziehungen) sein.

2.5 Zur Übung »Storch«

Was muss das Kind für diese Übung können?

Beim »Storch« werden Fähigkeiten gefördert, die sich innerhalb der ersten vier Lebensjahre entwickeln. Das Kind stolziert durch den Raum; es zieht die Knie etwa im 90-Grad-Winkel nach oben. Gleichzeitig hebt und senkt es die Arme wie zum Flügelschlag und bewegt den Mund als »Schnabel« und lässt sie wieder sinken.

Welche sensomotorischen Fähigkeiten sind hierfür notwendig?

Das Kind muss den Spannungszustand seiner Muskeln – und damit verbunden die Lage seiner Körperteile im Raum – (erster sensomotorischer Regelkreis/Propriozeption) und die Verteilung des Gewichts auf seine Füße (zweiter sensomotorischer Regelkreis/taktile Wahrnehmung) wahrnehmen. Da die Basis sehr klein ist, muss das Kind eine Lageveränderung ganz genau erkennen (dritter sensomotorischer Regelkreis/vestibuläre Wahrnehmung), um sofort reagieren zu können (vierter sensomotorischer Regelkreis/automatische Reaktionen). Wenn diese Voraussetzungen gegeben sind, kann das Kind seine Bewegungen als »Storch« planen und ausführen (fünfter sensomotorischer Regelkreis/Willkürmotorik).

Woran liegt es, wenn das Kind die Übung nicht durchführen kann?

Wird diese Aufgabe nicht befriedigend ausgeführt, kann das daran liegen, dass eine Reizverarbeitungsstörung vorliegt, automatische Reaktionen nicht entsprechend ausgebildet sind oder ein zu geringer Muskelgrundtonus vorliegt.

2.6 »Kettenfangen«

Bei diesem Spiel zeigt sich, ob die Kinder in der Lage sind, ihre Fähigkeiten im Spiel automatisiert anwenden können und über ein gutes Sozialverhalten verfügen. Zwei zuvor gewählte Fänger fassen sich für den gesamten Verlauf des Spieles an der Hand. Sie bilden den Anfang der Kette, die sich durch das Berühren (»Fangen«) anderer Kinder stetig verlängert. Fangen dürfen dabei nur die beiden jeweiligen Personen ganz außen. Die Kette darf nicht reißen; tritt dieser Fall doch ein, darf erst wieder gefangen werden, sobald die Kette wieder zusammenhängt.

2.7 »Finde die wilden Tiere«

In einem verschließbaren Säckchen befinden sich Tierfiguren. Die Kinder müssen erfühlen, um welches Tier es sich jeweils handelt. Hier werden vor allem die taktilen Fähigkeiten beobachtet. Da das Kind ruhig sitzt, werden kaum Anforderungen an die Willkürmotorik, automatische Bewegungen und die vestibuläre Wahrnehmung gestellt. Es muss die Oberfläche erkennen (zweiter sensomotorischer Regelkreis/taktile Wahrnehmung) und durch Ertasten mit verschiedenen Stellungen seiner Finger unterschiedliche Formen erkennen (erster sensomotorischer Regelkreis/Propriozeption). Kann ein Kind diese Übung nicht befriedigend ausführen, liegen Defizite innerhalb der taktilen und propriozeptiven Wahrnehmung vor.

3. Reimgeschichte

Heute ist der Tag,
wir gehen auf die Jagd.
Im Dschungel wird uns gar nicht bangen,
wollen wilde Tiere fangen.

Wir klettern Berge hoch, wir springen Täler runter,
schleichen durch den Dschungel, mutig, fröhlich, munter.

Huch! Was ist denn hier?
Ich seh das erste Tier!

Ein Adler

Willst du den Adler fangen hier?
Dann mach es ganz genau wie wir!

Leg dich langsam auf den Bauch,
nach vorne streck die Arme auch.
Beine ganz nach hinten strecken,
alles in die Höhe recken.

Wir fliegen wie der Adler hier,
gefangen bist du, wildes Tier!

Hurra!

Heute ist der Tag,
wir gehen auf die Jagd.
Im Dschungel wird uns gar nicht bangen,
wollen wilde Tiere fangen.

Wir klettern Berge hoch, wir springen Täler runter,
schleichen durch den Dschungel, mutig, fröhlich, munter.

Huch! Was ist denn hier?
Ich seh das zweite Tier!

Ein Bär

Willst du den Bären fangen hier?
Dann mach es ganz genau wie wir!
Leg das Säckchen auf die Hand
und balanciere auf der Bank.

Wir laufen wie der Bär nun hier,
gefangen bist du, wildes Tier!

Hurra!

Heute ist der Tag,
wir gehen auf die Jagd.
Im Dschungel wird uns gar nicht bangen,
wollen wilde Tiere fangen.

Wir klettern Berge hoch, wir springen Täler runter,
schleichen durch den Dschungel, mutig, fröhlich, munter.

Huch! Was ist denn hier?
Ich seh das dritte Tier!

Ein Tiger

Willst du den Tiger fangen hier?
Dann mach es ganz genau wie wir!

Geh auf alle viere runter,
krabbel fröhlich und auch munter,
durch den Dschungel, drunter, drüber,
hier und da, hinauf, hinüber.

Wir laufen wie der Tiger hier,
gefangen bist du, wildes Tier!

Hurra!

Heute ist der Tag,
wir gehen auf die Jagd.
Im Dschungel wird uns gar nicht bangen,
wollen wilde Tiere fangen.

Wir klettern Berge hoch, wir springen Täler runter,
schleichen durch den Dschungel, mutig, fröhlich, munter.

Huch! Was ist denn hier?
Ich seh das vierte Tier!

Eine Spinne

Willst du die Spinne fangen hier?
Dann mach es ganz genau wie wir!

Das Spinnennetz so zart und fein
auf keinen Fall berührt darf sein!
Ganz vorsichtig hindurch steigst du,
das Spinnenhaus machst leise zu.

Wir klettern wie die Spinne hier,
gefangen bist du, wildes Tier!

Hurra!

Heute ist der Tag,
wir gehen auf die Jagd.
Im Dschungel wird uns gar nicht bangen,
wollen wilde Tiere fangen.

Wir klettern Berge hoch, wir springen Täler runter,
schleichen durch den Dschungel, mutig, fröhlich, munter.

Huch! Was ist denn hier?
Ich seh das letzte Tier!

Ein Storch

Willst du den Storch nun fangen hier?
Dann mach es ganz genau wie wir!

Die Beine hoch, die Beine nieder,
im Storchengange immer wieder.
Die Arme wie der Schnabel klappern,
mit Storchenfrau erzählen, plappern.
Nun hebst du ab, die Flügel schlagen,
der Wind kann dich im Fluge tragen.

Wir fliegen wie der Storch nun hier,
gefangen bist du, wildes Tier!

Hurra!

Doch nun die Jagd zu Ende geht,
die Sonne langsam untergeht.
Müde gehen wir zur Ruh
und machen unsere Augen zu.
Freun uns schon auf die nächste Jagd,
denn morgen ist ja wieder ein Tag!

4. Beobachtungsbögen (»Bausteinchensuchtest«)

»Adler«

Das Kind liegt (auf einer Unterlage) auf dem Bauch. Es streckt sich so, dass Arme, Beine und Kopf von der Unterlage abheben.

	trifft zu	trifft nicht zu	trifft teilweise zu
Heben Arme und Beine gleichzeitig ab?	☐	☐	☐
Ist der Nacken überstreckt?	☐	☐	☐
Sind die Arme nach vorn ausgestreckt?	☐	☐	☐
Sind die Beine nach hinten ausgestreckt?	☐	☐	☐
Versteht das Kind die Aufgabe?	☐	☐	☐
Förderbedarf?	☐	☐	☐

Eigene Beobachtungen:

____

____

____

____

____

____

»Bär«

Das Kind balanciert mit einem Sandsäckchen auf dem Handrücken über eine umgedrehte Turnbank.

Beobachtungen

	trifft zu	trifft nicht zu	trifft teilweise zu
Benötigt das Kind Hilfe beim Aufsteigen auf die Bank?	☐	☐	☐
Geht das Kind im Nachstellschritt über die Bank?	☐	☐	☐
Verliert das Kind sein Gleichgewicht und tritt auf den Boden?	☐	☐	☐
Beugt das Kind seinen Oberkörper stark nach vorn?	☐	☐	☐
Versteht das Kind die Aufgabe?	☐	☐	☐
Förderbedarf?	☐	☐	☐

Eigene Beobachtungen:

____

____

____

____

____

____

____

»Tiger«

Das Kind krabbelt frei durch den Raum über Hindernisse hinweg.

Beobachtungen

	trifft zu	trifft nicht zu	trifft teilweise zu
Stützt sich das Kind auf die ganze Hand?	☐	☐	☐
Sind die Finger im MCP-Gelenk (Fingergrundgelenk) überstreckt?	☐	☐	☐
Krabbelt das Kind alternierend?	☐	☐	☐
Kann das Kind beim Krabbeln Spielen, oder ist es stark auf seine Motorik konzentriert?	☐	☐	☐
Bleibt der Kopf beim Krabbeln geradeaus?	☐	☐	☐
Ist der Kopf in einer physiologischen Stellung?	☐	☐	☐
Versteht das Kind die Aufgabe?	☐	☐	☐
Förderbedarf?	☐	☐	☐

Eigene Beobachtungen:

____

____

____

____

____

»Spinne«

Das Kind klettert durch ein Netz aus Seilen, ohne die Seile zu berühren.

Beobachtungen

	trifft zu	trifft nicht zu	trifft teilweise zu
Passt das Kind seine Bewegungen an Form, Größe und Höhe an?	☐	☐	☐
Spürt das Kind, wenn es die Seile berührt?	☐	☐	☐
Versteht es die Aufgabe?	☐	☐	☐
Förderbedarf?	☐	☐	☐

Eigene Beobachtungen:

____

____

____

____

____

____

____

____

____

____

»Storch«

Das Kind geht langsam wie ein Storch durch den Raum, formt die Arme zu einem Schnabel und führt auf Kommando Flügelbewegungen aus.

Beobachtungen

	trifft zu	trifft nicht zu	trifft teilweise zu
Kann das Kind langsam gehen?	☐	☐	☐
Kann das Kind längere Zeit auf einem Bein stehen?	☐	☐	☐
Kann das Kind die geforderten Bewegungen mit den Armen ausführen?	☐	☐	☐
Versteht es die Aufgabe?	☐	☐	☐
Förderbedarf?	☐	☐	☐

»Kettenfangen«

Eigene Beobachtungen:

____

____

»Finde die wilden Tiere«

Eigene Beobachtungen:

____

____

5. »Die wilden Tiere in der Schule«: Beobachtungsdiagnostik, Teil 2

Im Folgenden finden sich Beschreibungen bzw. Anweisungen für die Nutzung der Arbeitsblätter zur visuellen Wahrnehmungsfähigkeit der zuvor beobachteten Kinder.

AB 1: Finde die Knochen, und male sie an!
Das Kind soll sechs Knochen aus dem Bild herausfinden und diese anmalen. Bei dieser Übung wird die Figur-Grund-Wahrnehmung beobachtet.

AB 2: Male die gleichen Bilder an!
Das Kind soll aus einer Anzahl von drei Bildern die beiden identischen finden und ausmalen. Bei dieser Übung wird die Wahrnehmungskonstanz beobachtet.

AB 3: Spure zuerst mit dem Finger, und male dann die Linien nach!
Das Kind soll zunächst das Krokodil und danach die vorgezeichneten Linien mit dem Finger nachspuren und diese dann mit einem Stift formgetreu nachzeichnen. Bei dieser Übung wird die visomotorische Koordination (Auge-Hand-Koordination) beobachtet.

AB 4: Male über die Schlange ...
Das Kind soll verschiedene geometrische Formen in unterschiedlichen Farben über, unter, neben die Schlange malen und die Schlange zum Schluss grün färben. Bei dieser Übung wird die Wahrnehmung der Raumlage beobachtet.

AB 5: Muster erkennen und fortsetzen
Das Kind soll die unterschiedlichen Muster der drei abgebildeten Schlangen fortsetzen. Bei dieser Übung werden das Erkennen und Fortsetzen unterschiedlicher Muster beobachtet.

AB 6: Überqueren der Körpermitte
Das Kind soll die liegende Acht mit einem roten Farbstift nachspuren und weitere, gelbe, blaue und grüne »Achter« malen. Bei dieser Übung wird beobachtet, ob das Kind beim Zeichnen der liegenden Acht seine Körpermitte überquert.

AB 7: Male die Giraffe an, und schneide sie aus!
Das Kind soll die Giraffe mit entsprechenden Farben ausmalen und sie im Anschluss ausschneiden. Bei dieser Übung werden Lateralität, Stifthaltung und Kraftdosierung beobachtet.

AB 8: Spure den Löwen entlang der gestrichelten Linie nach!
Das Kind soll den Löwen entlang der gestrichelten Linie mit einem Stift nachspuren. Bei dieser Übung werden Stifthaltung, Kraftdosierung und visomotorische Koordination beobachtet.

AB 1: Figur-Grund-Wahrnehmung

Finde die Knochen, und male sie an!

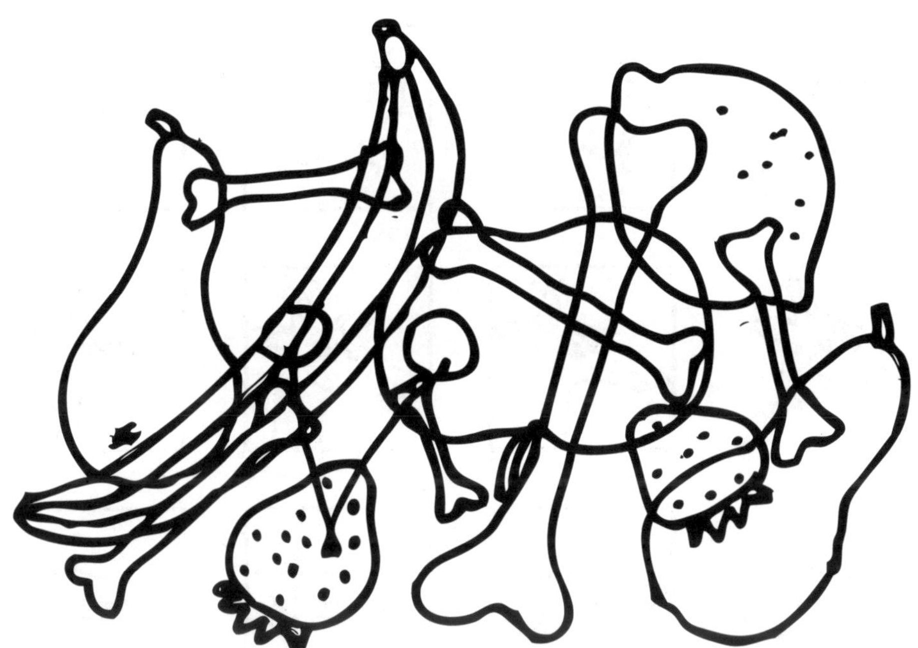

AB 2: Wahrnehmungskonstanz

Male die gleichen Bilder an!

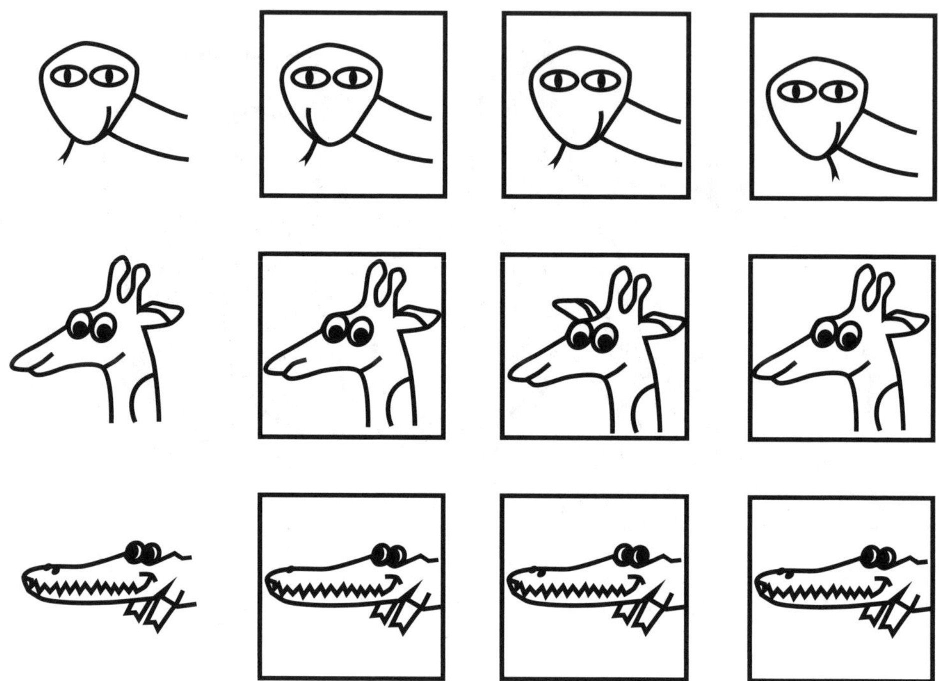

AB 3: Auge-Hand-Koordination

Spure zuerst mit dem Finger, und male dann die Linien mit einem Stift nach!

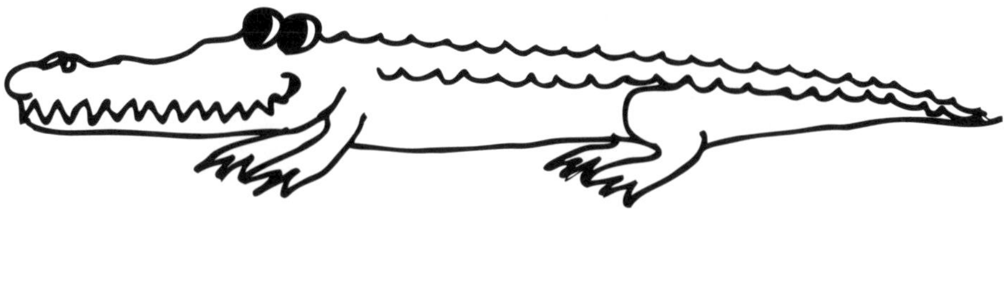

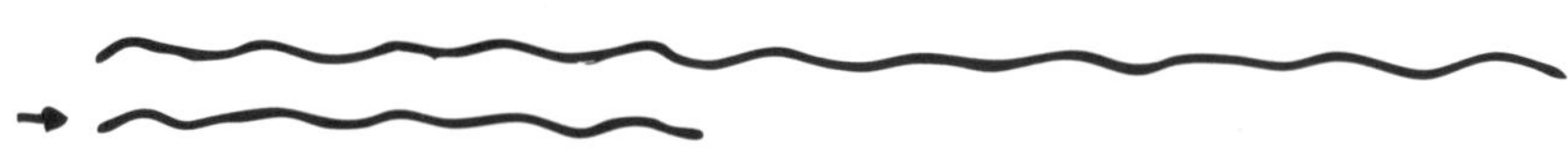

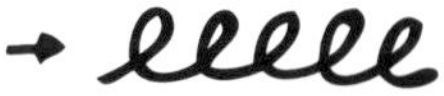

AB 4: Wahrnehmung der Raumlage

Male über die Schlange einen gelben Kreis!

Male unter die Schlange ein blaues Dreieck!

Male neben die Schlange ein rotes Viereck!

Male die Schlange grün an!

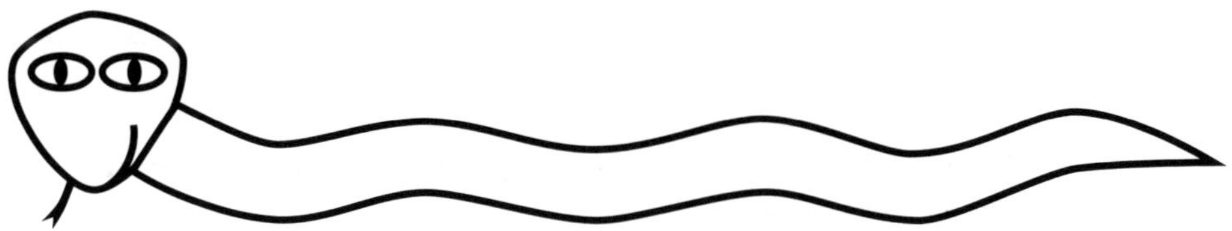

AB 5: Muster erkennen und fortsetzen

Setze das Schlangenmuster fort!

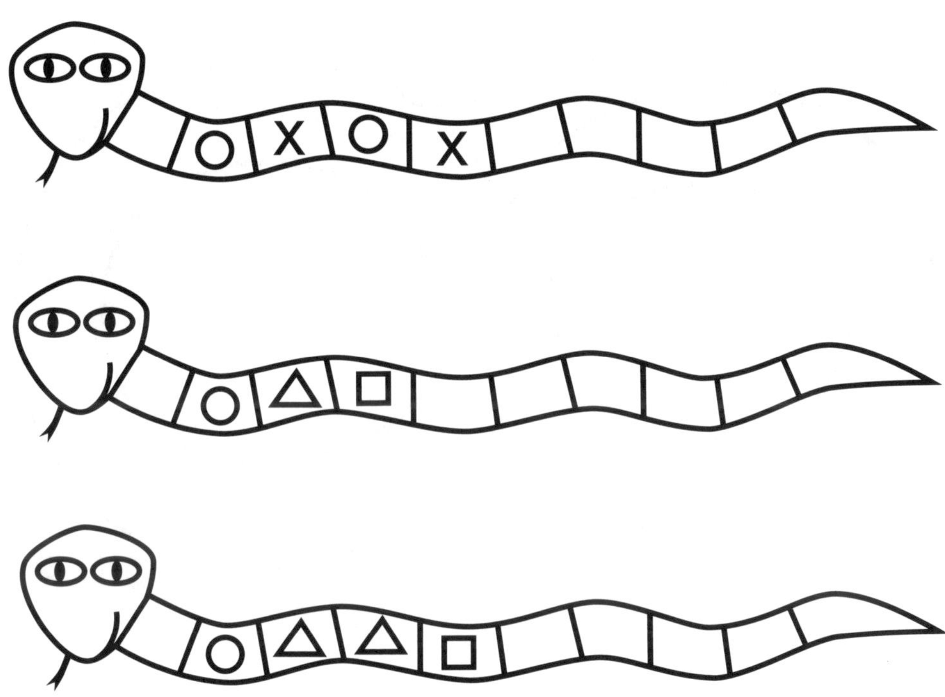

AB 6: Überqueren der Körpermitte

Spure die liegende Acht mit einem roten Stift nach!
Male eine gelbe liegende Acht!
Male eine blaue liegende Acht!
Male eine grüne liegende Acht!

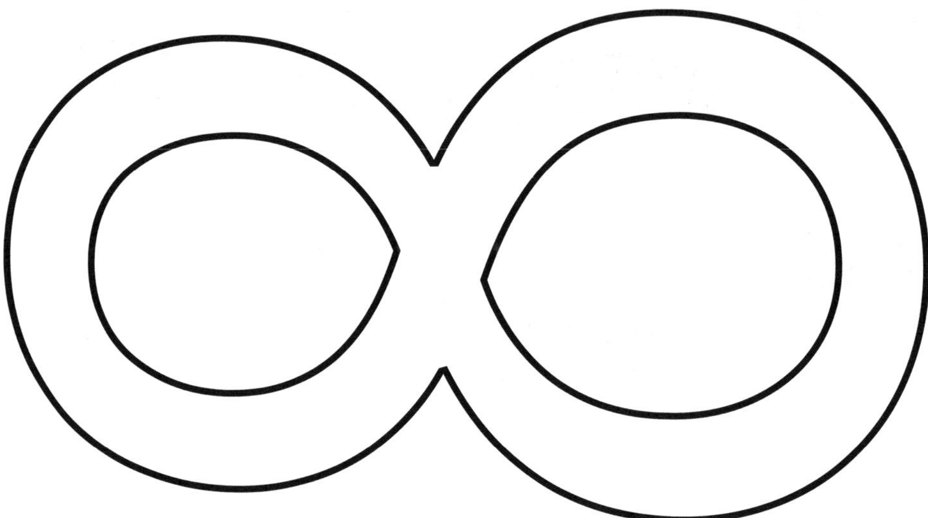

AB 7: Lateralität, Stifthaltung, Kraftdosierung

Male die Giraffe an, und schneide sie aus!

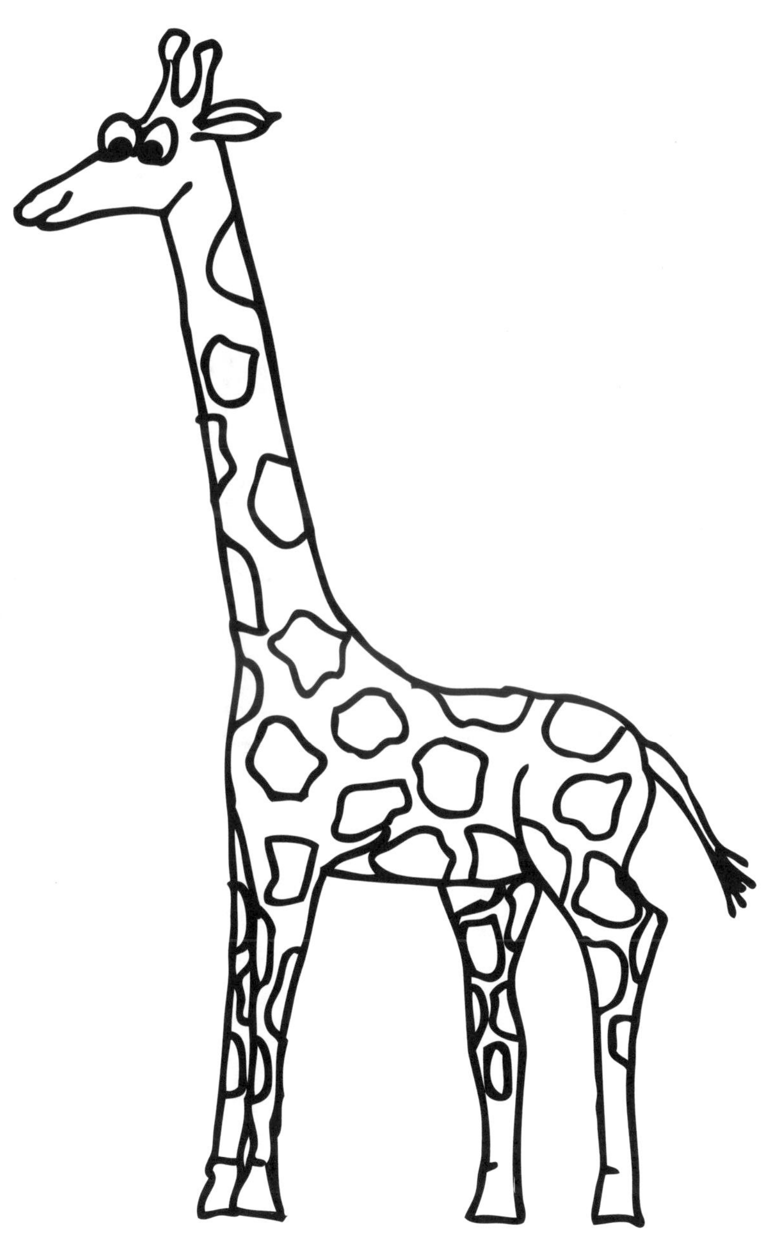

AB 8: Auge-Hand-Koordination

Spure den Löwen entlang der gestrichelten Linie nach!

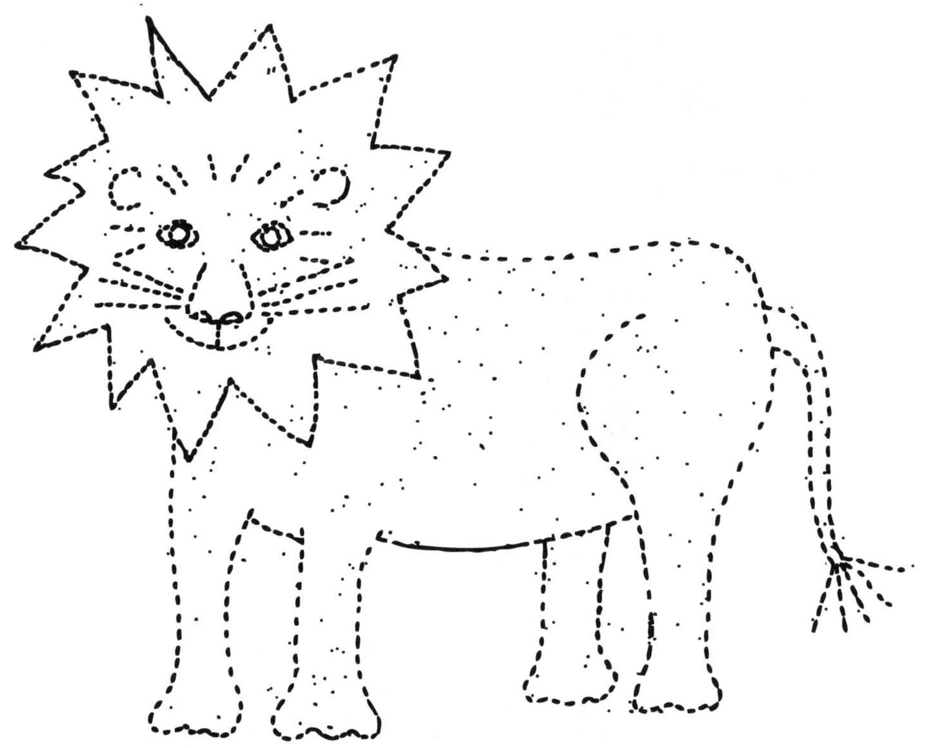

6. Auswertung

6.1 Ziel der Auswertung

Die von den Kindern ausgefüllten Arbeitsblätter geben Aufschluss über ihren Entwicklungsstand in unterschiedlichen Bereichen der visuellen Wahrnehmung zum Zeitpunkt der Durchführung der Beobachtungsdiagnostik.

Die Auswertung der Bewegungs-Beobachtungen erfolgt im Hinblick auf die drei Basissinne – die vestibuläre, propriozeptive und taktile Wahrnehmung und sensomotorische Fähigkeiten, die bei jeder Förderung angesprochen werden sollten.

Mithilfe des Beobachtungsbogens kann der jeweilige Stand während der Beobachtung festgehalten werden, sodass sich ein umfassendes Bild ergibt. Alternativ können auch spezifische Bereiche ins Visier genommen werden, etwa wenn Auffälligkeiten in Wahrnehmung oder Koordination untersucht werden sollen.

Grundsätzlich gilt, dass Kinder mit der Vollendung des vierten Lebensjahres die Übungen aus dem ersten Teil der Beobachtungsdiagnostik beherrschen sollten. Für Vorschulkinder können die Arbeitsblätter zur visuellen Wahrnehmung minimiert bzw. vereinfacht angeboten werden, beispielweise, indem im AB 5 (»Muster erkennen und fortsetzen«) auf das Muster der dritten Schlange verzichtet wird. Grundschüler/innen sollten hingegen beide Teile uneingeschränkt bewältigen können.

Schließlich sollte die so entstandene Auswertung individuell interpretiert und mit dem Spielverhalten des Kindes in der Gruppe abgeglichen werden.

6.2 Beobachtungsbogen

Legende: *senkrechter Pfeil nach oben = kein Förderbedarf*
senkrechter Pfeil nach unten = Förderbedarf
waagerechter Pfeil = weiterhin beobachten

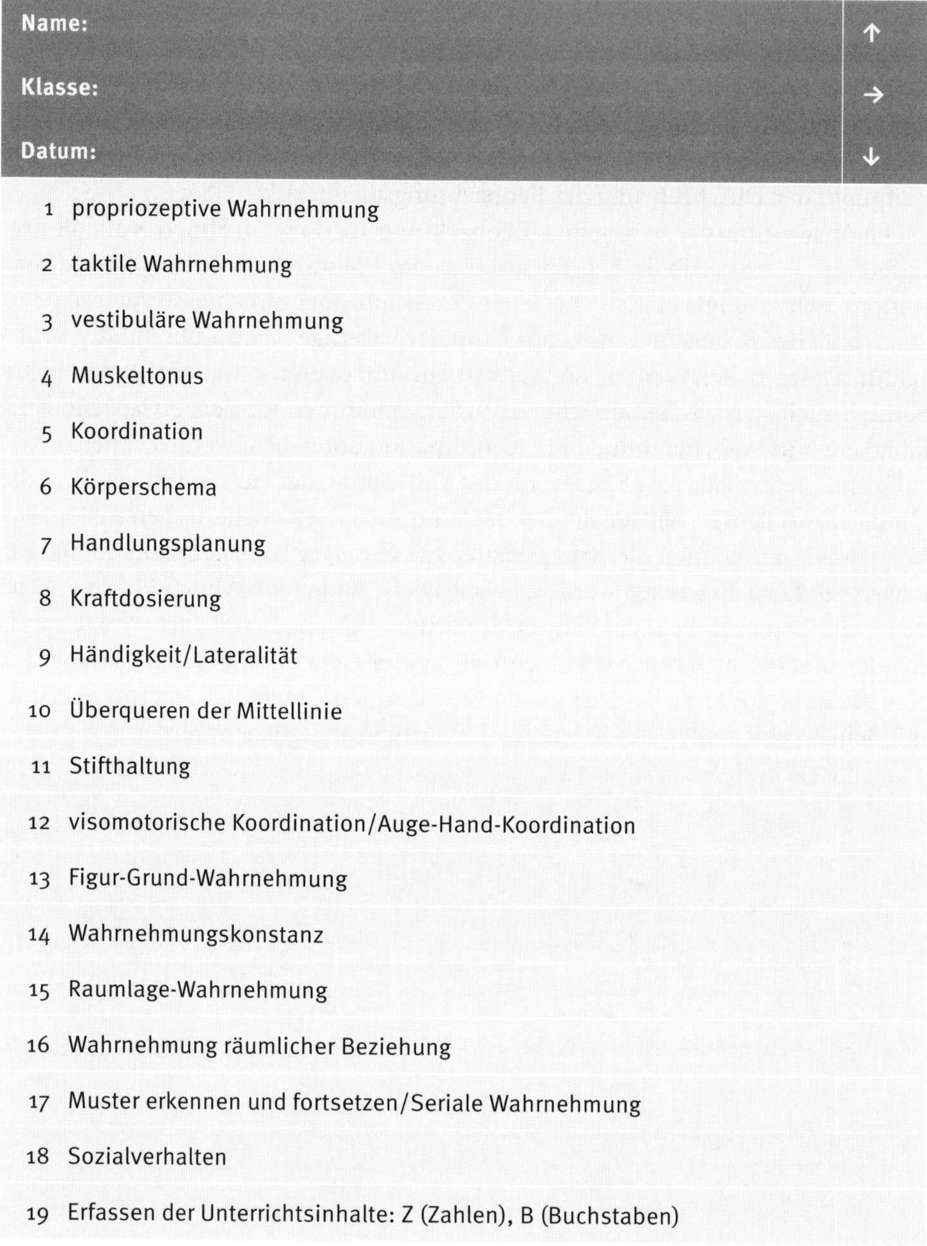

	Name: **Klasse:** **Datum:**	↑ → ↓
1	propriozeptive Wahrnehmung	
2	taktile Wahrnehmung	
3	vestibuläre Wahrnehmung	
4	Muskeltonus	
5	Koordination	
6	Körperschema	
7	Handlungsplanung	
8	Kraftdosierung	
9	Händigkeit/Lateralität	
10	Überqueren der Mittellinie	
11	Stifthaltung	
12	visomotorische Koordination/Auge-Hand-Koordination	
13	Figur-Grund-Wahrnehmung	
14	Wahrnehmungskonstanz	
15	Raumlage-Wahrnehmung	
16	Wahrnehmung räumlicher Beziehung	
17	Muster erkennen und fortsetzen/Seriale Wahrnehmung	
18	Sozialverhalten	
19	Erfassen der Unterrichtsinhalte: Z (Zahlen), B (Buchstaben)	

Weitere Beobachtungen:

IV

Förderung

1. Förderung mithilfe von Parcours

1.1 Parcours

Bei der Durchführung des Konzepts »Discemotorik« hat sich der Aufbau eines Parcours zur Umsetzung der Förderung bewährt. Der Aufbau kann von Erzieher/innen bzw. Lehrkräften vorgenommen werden; bei größeren Kindern ist allerdings auch deren Mithilfe denkbar und wünschenswert.

Zu Beginn des Parcours ziehen die Kinder ein Aufgabenkärtchen aus einem Kartenstapel. Die Aufgaben richten sich jeweils nach dem entsprechenden Lernstand. Das Kärtchen ordnen sie entweder auf dem Weg, den sie durchlaufen, einer spezifischen Lösung oder einer festen Lösungsstation zu. Die Lernkärtchen sollten ansprechend und farbig gestaltet sein und für eine gute Handhabung laminiert angeboten werden. So ist auch eine mehrfache Verwendung möglich. Pädagog/innen sollten diesen Aspekt mit in ihre Unterrichtsvorbereitungen einplanen. In Kindertageseinrichtungen können anstelle speziell angefertigter Lernkärtchen vorhandene Spiele wie »Memory«, Puzzles, das Zählen und Fädeln von Perlen, aber auch spezielle Vorschulprogramme (z. B. »Komm mit ins Zahlenland«) in den Parcours eingebunden werden.

Der Parcours sollte so installiert werden, dass möglichst viele Wahrnehmungsbereiche und die Motorik der Kinder angesprochen werden. Spielgeräte wie Rollbretter, Sprossenwände, Kletterbäume oder Hängematten motivieren die Kinder zur Bewegung und eignen sich jeweils für spezifische Förderschwerpunkte. So können Erzieher/innen bzw. Lehrkräfte gezielt auf bestimmte Defizite einzelner Kinder eingehen. Unterschiedliche Lernlösungsstationen ermöglichen ein individuelles und differenziertes Lernangebot für Kinder mit unterschiedlichen Lernvoraussetzungen, die gemeinsam den Parcours durchlaufen.

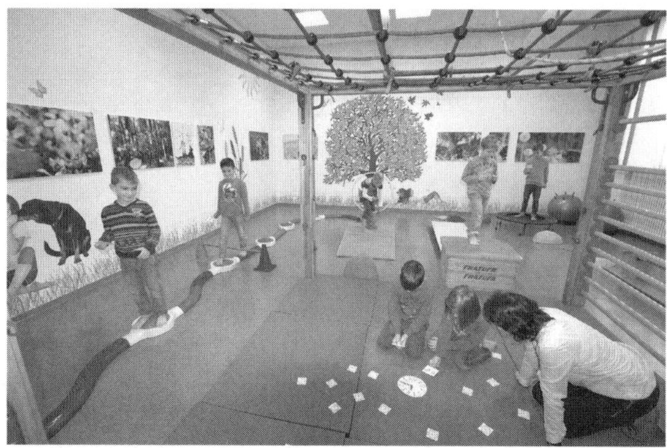

Abb. 4: Parcours

1.2 Erlebnis- und Bewegungsraum

An welchem Ort in der Einrichtung das Förderprogramm durchgeführt wird, kommt sicherlich zunächst auf die Gegebenheiten in der jeweiligen Schule an. Nicht an jeder Schule bzw. in jeder Einrichtung steht ein eigener Raum zur Verfügung. Mit einer Umsetzung im Klassenraum oder gar auf den Fluren wird »Discemotorik« zum festen Bestandteil des Unterrichts. Auch besteht die Möglichkeit, dass Erzieher/innen bzw. Lehrer/innen sich stärker mit dem Förderprogramm identifizieren, wenn sie die Erfolge der Förderung unmittelbar im eigenen Raum bzw. Unterricht wahrnehmen können.

Ein eigens eingerichteter Erlebnis- und Bewegungsraum hat jedoch den Vorteil, dass Spielgeräte und Therapiemittel nicht sofort wieder entfernt werden müssen. Ein Parcours kann so mit unterschiedlichen Kindern, aber auch immer wieder durchlaufen werden. Dies kann hilfreich sein, wenn die benötigte Zeit bzw. der Umfang der Förderung nicht unmittelbar geplant werden können/sollen. Für einen eigenen Raum spricht auch die Möglichkeit, Aufbauten wesentlich umfangreicher anbieten zu können.

1.3 Spielgeräte und Therapiemittel

Die »discemotorische Förderung« beschreibt die (schulische) Unterstützung von Kindern durch angemessene Körperstellungen. Bedeutsam ist dabei auch der Einsatz von Spielgeräten und Therapiemitteln während der pädagogischen und kognitiven Förderung – vor allem in speziell aufgebauten Parcours. Gefördert werden dabei die Basissinne:

- propriozeptive Wahrnehmung:
  fahren, schleppen, drücken, tragen, stampfen, hüpfen, ziehen, rollen
- taktile Wahrnehmung:
  fühlen, schmieren, massieren, kneten, tasten, matschen
- vestibuläre Wahrnehmung:
  balancieren, schwingen, hüpfen, rollen, drehen, fahren, klettern, schaukeln

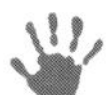

Rollbrett in Bauchlage

Das Kind liegt bäuchlings auf dem Rollbrett – in einer Position, die der Krabbelhaltung des zweiten und dritten Lebenshalbjahres ähnelt. Durch das Anschieben des Rollbretts wird zusätzlich die Muskulatur des Schultergürtels gekräftigt.

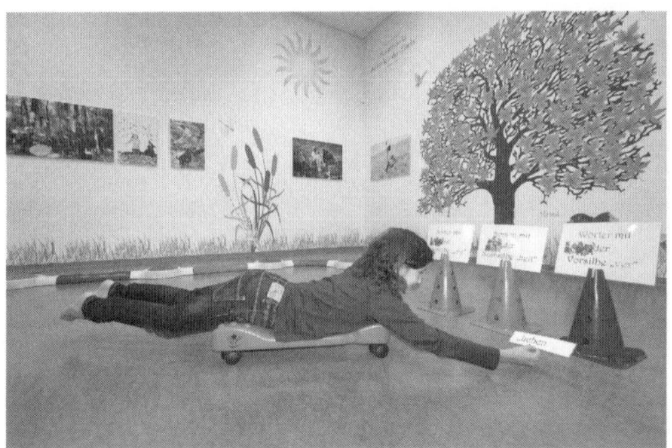

Abb. 5: Rollbrett

Diese Position fördert:
- die Verarbeitung propriozeptiver und vestibulärer Reize
- die Verbesserung des Körperschemas und der Handlungsplanung
- die Raumerfahrung (Dreidimensionalität)
- die Verbesserung des Muskelgrundtonus
- die Verbesserung der Hand-Hand-Koordination

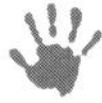

Hängematte/Brettschaukel/Bauchlage quer

Diese Lage ähnelt ebenfalls der Position des Kindes beim Robben und Krabbeln. Das Kind liegt auf dem Bauch in einer Hängematte oder Brettschaukel. Es wird vestibulär stimuliert und dazu angeregt, mithilfe der Nackenmuskulatur sein Gesichtsfeld aufrechtzuerhalten.

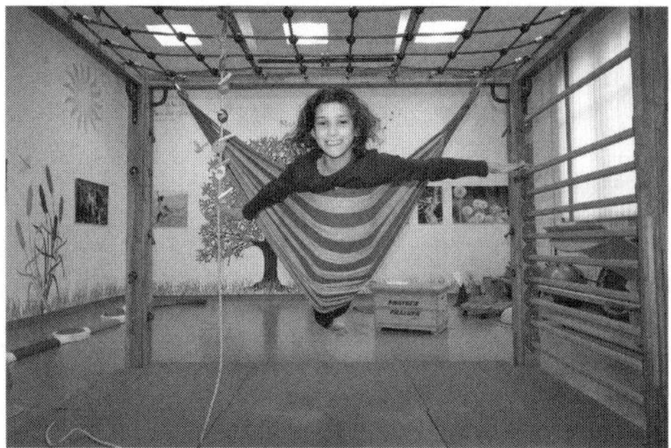

Abb. 6: Hängematte

Diese Position fördert:

- Verarbeitung vestibulärer Reize
- Verbesserung der Bewegung in tieferen Positionen
- Anbahnen von Stell- und Gleichgewichtsreaktionen
- Verbesserung des Unterarmstützes
- Integration persistierender Reflexe
- Erhöhung des Muskelgrundtonus
- Verbesserung der Aufrichtung gegen die Schwerkraft

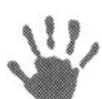 Mattenlandschaften/Knautschsäcke

Das Krabbeln, Robben und Rollen auf Knautschsäcken/Mattenlandschaften entspricht den Bewegungspositionen eines Kindes in den ersten beiden Lebensjahren. Je nach Untergrund oder Zusatzmaterial (Krabbeltunnel) kann die Fördersituation gezielt gestaltet werden.

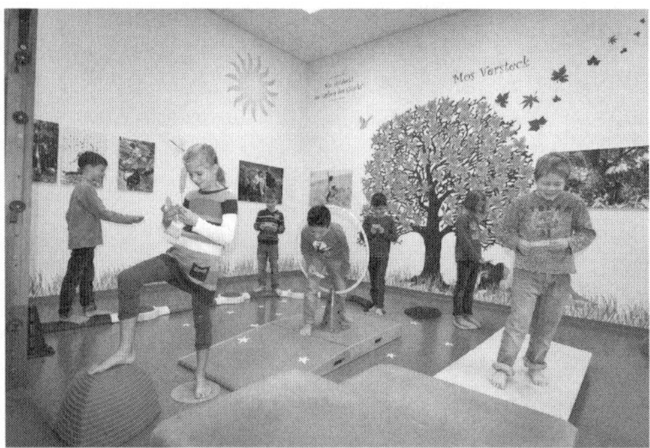

Abb. 7: Mattenlandschaft

Hier werden besonders gefördert:

- Verbesserung der Gleichgewichtsreaktion
- Verbesserung der Bewegungsanpassung
- Verbesserung des Körperschemas
- Verbesserung des Überkreuzens der Mittellinie
- Verbesserung des Muskelgrundtonus

Wackelbrett/Turnbank/Flusssteine mit unterschiedlicher Höhe

Gleichgewichtsübungen und Balancieren entsprechen Bewegungspositionen eines Kindes ab etwa dem dritten Lebensjahr.

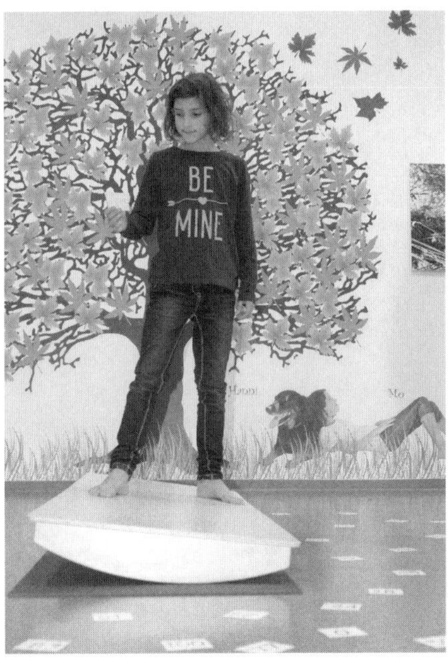

Abb. 8: Wackelbrett

Hier werden besonders gefördert:

- Verbesserung der Gleichgewichtsreaktion
- Verbesserung der Bewegungsanpassung
- Verbesserung der Handlungsplanung
- Verbesserung des Körperschemas
- Verbesserung des Muskelgrundtonus

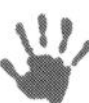 *Balancebretter mit unterschiedlicher Oberflächenbeschaffenheit*

Gleichgewichtsübungen und Balancieren entsprechen ebenfalls den Bewegungspositionen eines Kindes ab etwa dem dritten Lebensjahr.

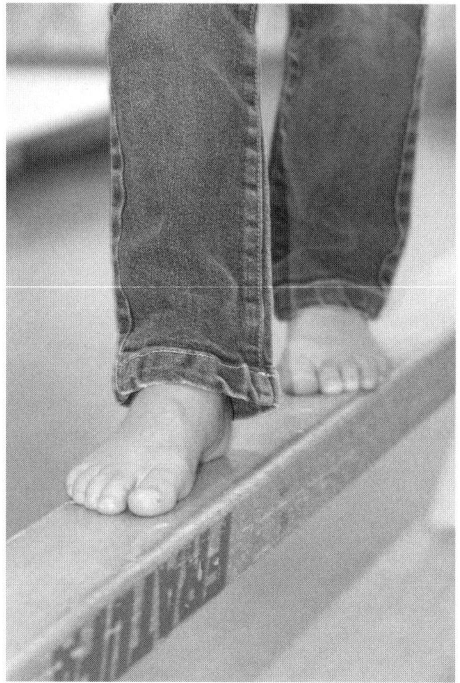

Abb. 9: Balancebretter

Hier werden besonders gefördert:
- Verbesserung der Gleichgewichtsreaktion
- Verbesserung der Bewegungsanpassung
- Verarbeitung taktiler Reize
- Verbesserung des Körperschemas
- Verbesserung des Muskelgrundtonus

 *Brettrutsche vorwärts oder rückwärts in Bauchlage*

Das Kind befindet sich in Bewegungspositionen, die denen des zweiten und dritten Lebenshalbjahres entsprechen und somit an Krabbelbewegungen erinnern. Diese Position kräftigt die Schulter- und Nackenmuskulatur.

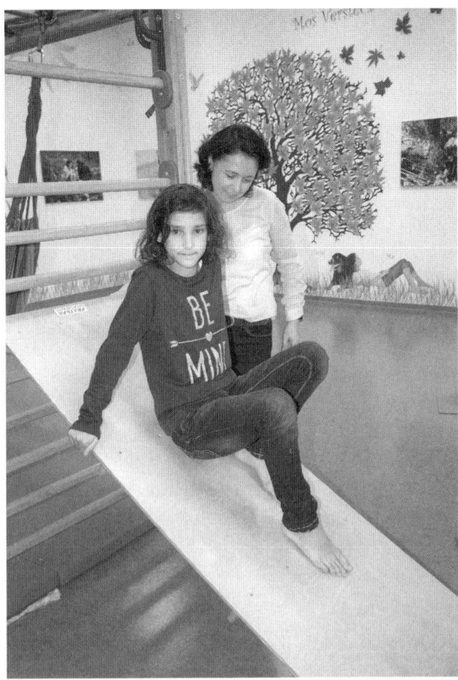

Abb. 10: Brettrutsche

Diese Position fördert:

- Verarbeitung vestibulärer Reize
- Verbesserung des Körperschemas
- Verbesserung der Handlungsplanung
- Verbesserung des Muskelgrundtonus

1.4 Förderbeispiele

Lerninhalt »Nachsilben«

Kinder durchlaufen einen Parcours (Schwerpunkt: taktile Wahrnehmung). Innerhalb des Parcours sind – je nach Alter auf Bildkärtchen oder als Schriftbild – Nomen (ohne Nachsilben) versteckt, welche am Ende der entsprechenden Nachsilbe (-ung, -heit, -keit, -schaft) zugeordnet werden.

Förderbereiche
- taktile Wahrnehmung
- vestibuläre Wahrnehmung
- Tonusregulierung
- Handlungsplanung
- Koordination
- Ausdauer
- Sozialkompetenz

Lerninhalt »Begleiter«

Kinder durchlaufen einen Parcours (Schwerpunkt: vestibuläre Wahrnehmung) und ordnen Bild-/Schriftkärtchen (je nach Altersstufe) ihren jeweiligen Begleitern zu.

Förderbereiche
- propriozeptive Wahrnehmung
- Handlungsplanung
- Koordination
- Ausdauer
- Konzentration
- Sozialkompetenz

Lerninhalt »Einmaleins«

Kinder durchlaufen einen Parcours (Schwerpunkt: vestibuläre Wahrnehmung). Zu Beginn ziehen sie eine Lösungskarte, überwinden den Parcours und klammern das Ergebnis mit einer Wäscheklammer zur richtigen Grundaufgabe.

Förderbereiche
- vestibuläre Wahrnehmung
- taktile Wahrnehmung
- Tonusregulierung
- Ausdauer
- Kraftdosierung
- Koordination
- Körperschema
- Feinmotorik

- Konzentration
- Handlungsplanung
- Sozialkompetenz

Lerninhalt »Geometrie«

Kinder legen mit Seilen die geometrischen Grundformen (Kreis, Dreieck, Viereck, Rechteck) und transportieren mit dem Rollbrett geometrische Formen in unterschiedlichen Größen und Farben in die zuvor gelegten Gebilde.

Förderbereiche
- propriozeptive Wahrnehmung
- Handlungsplanung
- Koordination
- Ausdauer
- Konzentration

Lerninhalt »Zeit«

Ein Kind zieht sich bäuchlings über die Längsbank nach oben und sucht die entsprechende Zeitangabe passend zur eingestellten Uhrzeit am Ziffernblatt.

Förderbereiche
- propriozeptive Wahrnehmung
- Handlungsplanung
- Kraftdosierung
- Koordination
- Körperschema

Lerninhalt »Memory«

»Memory«-Karten werden verdeckt auf den Boden gelegt. Kinder liegen bäuchlings auf dem Rollbrett und decken abwechselnd die Kärtchen auf.

Förderbereiche
- propriozeptive Wahrnehmung
- Handlungsplanung

V

Fallbeispiele

1. Beispiele

Im Folgenden soll anhand zweier Fallbeispiele deutlich gemacht werden, dass Kindergarten- und Schulprobleme schon früh erkannt werden können, wenn typische Anzeichen von den Eltern, Mediziner/innen und Pädagog/innen ernst genommen werden. Je früher eine gezielte Förderung/Therapie stattfindet, desto erfolgversprechender ist sie.

Beide Kinder leben in einer durchschnittlichen Stadt in Rheinland-Pfalz, haben durchschnittliche, liebevolle Eltern, jeweils ein Geschwisterkind und genügend Platz in Haus und Garten, um sich zu bewegen. Übermäßiger Computer- oder Fernsehkonsum liegt in beiden Familien nicht vor.

1.1 Mona

1.1.1 Anamnese

Mona geht in die erste Klasse der Grundschule. Sie ist ein sehr motiviertes Mädchen, das über eine gute Allgemeinbildung verfügt und sich sowohl ihren Lehrer/innen als auch ihren Mitschüler/innen gegenüber adäquat zu benehmen versteht. Im zweiten Schulhalbjahr fällt sie auf, weil sie sehr langsam arbeitet, ihr Schriftbild ungleichmäßig ist und sie den Stift verkrampft hält. Außerdem fällt ihr das Sitzen über einen längeren Zeitraum schwer. Sie sitzt mit einem auffälligen Rundrücken auf ihrem Stuhl und legt während des Unterrichts häufig ihren Kopf auf den Tisch.

In einem ausführlichen Gespräch beschrieben die Eltern Mona als schon immer sehr pflegeleichtes und etwas bequemes Kind, das sich nie viel bewegte und es schon immer liebte, etwas erzählt oder vorgelesen zu bekommen. Sie hätten sich auch schon Sorgen wegen des Bewegungsverhaltens gemacht. Da Mona aber so gut spreche und so viel wisse, hätten sie diesbezüglich nichts unternommen. Erst durch genaueres Nachfragen konnten mögliche Ursachen für ihre heutigen Schulprobleme gefunden werden.

Mona kam durch einen Kaiserschnitt zur Welt; sie konnte nicht gestillt werden, da sie an der Brust nicht genug Nahrung zu sich nahm (Hinweis auf zu wenig Kraft beim Saugen). Während der ersten Lebensmonate lag sie meist auf dem Rücken, da sie die Bauchlage nicht tolerierte (Hinweis auf zu wenig Kraft, den Kopf zu heben und sich auf die Unterarme zu stützen). Mit etwa einem Jahr mochte sie es gar nicht, wenn ihr Vater sie an der Hüfte haltend, in die Luft hielt (Hinweis darauf, dass sie den »Flieger« nicht beherrschte). Mona krabbelte kaum und konnte mit zwölf Monaten laufen (Laufen erfordert weniger Muskelspannung als Krabbeln). Im Kindergarten bevorzugte sie Spiele wie Puzzles oder Gesellschaftsspiele, Basteln machte ihr weniger Spaß (Hinweis auf Probleme in der Feinmotorik).

1.1.2 Ergebnisse

Ergebnis der Beobachtung »Die wilden Tiere in der Schule«

Adler: Es fällt ihr schwer, Arme und Beine gleichzeitig abzuheben.
Bär: Beim Balancieren ist der Oberkörper nach vorn gebeugt, und sie verliert das Sandsäckchen.
Tiger: Mona krabbelt nicht alternierend. Sie steht während der Übung immer wieder auf und rennt durch die Turnhalle.
Spinne: Mona löst diese Aufgabe altersgemäß.
Storch: Mona kann nicht längere Zeit auf einem Bein stehen. Es gelingt ihr nicht, die in der Geschichte vorgegebenen Bewegungen des Storches zu spielen.
Kettenfangen: Mona versteht die Spielregeln und verfügt über ein gutes Sozialverhalten.
Finde die wilden Tiere: Mona kann die Tiere ihrer entsprechenden Vorlage zuordnen.
Reimgeschichte: Sie kann der Geschichte nicht folgen, da sie zu stark auf ihre Motorik konzentriert ist.

Ergebnis der visuellen Wahrnehmung

Figur-Grund-Wahrnehmung: Mona findet die sechs vorgegebenen Knochen nicht.
Wahrnehmungskonstanz: Mona löst diese Aufgabe altersentsprechend.
visomotorische Koordination: Mona gelingt es nicht, die Vorlage auf der Linie nachzuspuren. Die Linie *im* Krokodil malt sie gar nicht nach.
Wahrnehmung der Raumlage: Mona löst diese Aufgabe altersentsprechend.
Muster erkennen und fortsetzen: Mona löst diese Aufgabe altersentsprechend.
Überqueren der Körpermitte: Mona löst diese Aufgabe altersentsprechend.
Lateralität, Stifthaltung, Kraftdosierung: Mona hat eine verkrampfte Stifthaltung und kann ihre Kraft nicht adäquat dosieren.
Auge-Hand-Koordination: Die Auge-Hand-Koordination ist ebenfalls auffällig.

1.1.3 *Interpretation und Fördermaßnahmen*

Seit der Geburt liegt bei Mona ein Hypotonus der gesamten Muskulatur vor (zu geringe Muskelgrundspannung). Während des Geburtsvorgangs wird das erste Mal im Leben Muskelspannung aufgebaut, da sich das Kind durch den engen Geburtskanal arbeiten muss. Diese Erfahrung fehlt Mona. Beim Stillen konnte Mona nicht genug Nahrung aufnehmen. Dies lässt ebenfalls auf einen zu geringen Muskeltonus schließen, da das Saugen an der Brust wesentlich anstrengender ist, als das Trinken aus einer Flasche. Auch das fehlende Krabbeln im Kleinkindalter weist auf einen Hypotonus hin. Krabbeln baut den Muskeltonus auf und erfordert wesentlich mehr Anstrengung als das Laufen, da der Kopf beim Krabbeln aktiv gehalten werden muss. Beim Laufen muss der Kopf lediglich auf dem Hals »balanciert« werden. Monas Schulprobleme könnten somit ursächlich mit einer verminderten Muskelgrundspannung zusammenhängen.

Förderziele für Mona

- Regulierung/Aufbau des Muskeltonus
- Förderung der vestibulären Wahrnehmung
- Förderung der propriozeptiven Wahrnehmung
- Förderung der taktilen Wahrnehmung
- Förderung der Kraftdosierung
- Förderung der visomotorischen Koordination/Auge-Hand-Koordination

Name: Mona **Klasse:** I b **Datum:** xxx	↑ → ↓
1 propriozeptive Wahrnehmung	↓
2 taktile Wahrnehmung	↓
3 vestibuläre Wahrnehmung	↓
4 Muskeltonus	↓
5 Koordination	↓
6 Körperschema	↓
7 Handlungsplanung	↑
8 Kraftdosierung	↓
9 Händigkeit/Lateralität	↑
10 Überqueren der Mittellinie	↑
11 Stifthaltung	↓
12 visomotorische Koordination/Auge-Hand-Koordination	↓
13 Figur-Grund-Wahrnehmung	↓
14 Wahrnehmungskonstanz	↑
15 Raumlage Wahrnehmung	↑
16 Wahrnehmung räumlicher Beziehung	
17 Muster erkennen und fortsetzen/seriale Wahrnehmung	↑
18 Sozialverhalten	→
19 Erfassen der Unterrichtsinhalte: Z (Zahlen), B (Buchstaben)	→

1.2 Mirko

1.2.1 Anamnese

Genau wie Mona besucht Mirko das erste Schuljahr der Grundschule. Sein Verhalten ist jedoch grundlegend anders. Auf dem Schulweg und auf dem Pausenhof fällt er auf, weil er grob, schnell und ungestüm ist. Im Unterricht schwätzt er häufig mit seinem Banknachbarn, er kann nicht ruhig sitzen, kippelt mit dem Stuhl und scheint nicht zuzuhören. Seine Aufgaben erledigt er schnell, unsauber und meist fehlerhaft. Sein Schriftbild ist ungleichmäßig und unleserlich. Im Bereich Mathematik unterlaufen Mirko häufig viele Fehler weil er seine Aufgaben ohne die nötige Konzentration bearbeitet.

In einem Gespräch schilderten seine Eltern Mirko als sehr aktiven »typischen« Jungen, der lieber draußen spiele, als sich mit schulischen Dingen abzugeben. Die zunehmend besorgten Eltern hatten noch nichts unternommen, weil sie sich damit trösteten, dass er eben ein Junge sei und sein Vater auch schon »wild« gewesen sei. Nach genauerem Nachfragen ergaben sich auch bei Mirko Anhaltspunkte, dass Teile seines (Lern-)Verhaltens mit seiner sensomotorischen Entwicklung in Zusammenhang stehen könnten.

Mirkos Geburt wird als unproblematisch beschrieben. Seine Mutter wollte ihn gern stillen. Das habe nicht funktioniert, da er sich die Zeit zum Trinken nicht genommen habe und nicht satt geworden sei. Also wurde er mit einer Flasche mit extra großem Loch gefüttert. Während seiner gesamten Kleinkindzeit sei er sehr unfallgefährdet gewesen, da er alles sehr schnell gemacht habe. Auf dem Sofa ist Mirko nicht liegen geblieben, weshalb die Familie, um Unfällen vorzubeugen, viel auf der Erde gespielt habe. Gekrabbelt sei Mirko nicht. Er habe sich auf dem Po rutschend fortbewegt. Die Kindergartenzeit wird als sehr problematisch geschildert, da er nicht basteln oder malen, sondern viel toben wollte. Von den Erzieher/innen wurde berichtet, dass er frech sei und anderen Kindern häufig wehtue. Die Eltern berichten, dass er ganz lieb sein kann, besonders wenn man ihn ganz fest drückt.

1.2.2 Ergebnisse

Ergebnis der Beobachtung »Die wilden Tiere in der Schule«

Adler: Mirko kann diese Stellung nur kurz und mit starker Überstreckung aller Gelenke halten.

Bär: Mirko balanciert sehr schnell über die Bank, muss mehrmals absteigen und verliert das Sandsäckchen.
Tiger: Mirko krabbelt völlig unkoordiniert und schnell, steht dann auf, rennt und sagt, dass er jetzt ein Pferd sei.
Spinne: Mirko verweigert diese Übung.
Storch: Beim Versuch, auf einem Bein zu stehen, fällt Mirko um.
Kettenfangen: Es fällt Mirko schwer, sich an die vereinbarten Regeln zu halten. Beim Fangen wirkt er grob und ungestüm.
Finde die wilden Tiere: Mirko handelt zunächst nach Versuch und Irrtum, verweigert nach zwei Fehlversuchen die Übung.

Ergebnis der visuellen Wahrnehmung

Figur-Grund-Wahrnehmung: Mirko findet die sechs Knochen nicht, malt stattdessen das gesamte Bild an.
Wahrnehmungskonstanz: Mirko findet keines der im vorderen Feld angegebenen Bilder.
visomotorische Koordination: Mirko gelingt es nicht. die Vorlage auf der Linie nachzuspuren.
Wahrnehmung der Raumlage: Mirko gelingt es nicht, die geometrischen Formen an die richtigen Stellen zu malen.
Muster erkennen und fortsetzen: Mirko löst diese Aufgabe altersentsprechend.
Überqueren der Körpermitte: Mirko löst diese Aufgabe altersentsprechend.

1.2.3 Interpretation und Fördermaßnahmen

Ähnlich wie bei Mona liegt bei Mirko ein Hypotonus der Körpermuskulatur vor. Auf dem Po zu rutschen erfordert, genau wie zu laufen, weniger Kraftanstrengung, da der Kopf wieder nicht in der Waagrechten gehalten werden muss. Bei Mirko scheint außerdem eine erhöhte Aktivität vorzuliegen, die wahrscheinlich auf eine verminderte Figur-Grund-Wahrnehmung zurückzuführen ist. Er kann die für ihn wichtige »Figur«, nicht von dem für ihn unwichtigen Hintergrund unterscheiden. Dies könnte zu der erhöhten Ablenkbarkeit beim Stillen (schien keine Zeit zum Trinken zu haben) und der motorischen Unruhe geführt haben. Außerdem scheint bei Mirko eine verminderte Körperstellungswahrnehmung vorzuliegen, die er – um die Propriozeptoren ständig anzuregen – durch viel Bewegung ausgleicht. Seine verminderte Körperspannung kompensiert Mirko durch erhöhte motorische Aktivität. Sein ungestümes Verhalten und das Verletzen anderer Kinder könnten ein Hinweis auf Mirkos verminderte taktile Wahrnehmung und das damit verbundene verminderte Schmerzempfinden sein. Dies hat zur Folge, dass Mirko nicht spürt, wenn er anderen Schmerzen zufügt.

Förderziele für Mirko

- Regulierung/Aufbau des Muskeltonus
- Förderung der propriozeptiven Wahrnehmung
- Förderung der vestibulären Wahrnehmung
- Förderung der taktilen Wahrnehmung
- Förderung der Koordination
- Förderung der Handlungsplanung
- Förderung der Kraftdosierung
- Förderung des Körperschemas
- Förderung der Figur-Grund-Wahrnehmung
- Förderung der visomotorischen Koordination
- Förderung der Wahrnehmungskonstanz
- Förderung der Raumlage-Wahrnehmung
- Förderung der Konzentration und Ausdauer
- Förderung der sozialen Kompetenzen

	Name: Mirko Klasse: I a Datum: xxx	↑ → ↓
1	propriozeptive Wahrnehmung	↓
2	taktile Wahrnehmung	↓
3	vestibuläre Wahrnehmung	↓
4	Muskeltonus	↓
5	Koordination	↓
6	Körperschema	↓
7	Handlungsplanung	↓
8	Kraftdosierung	↓
9	Händigkeit/Lateralität	↑
10	Überqueren der Mittellinie	↑
11	Stifthaltung	→
12	visomotorische Koordination/Auge-Hand-Koordination	↓
13	Figur-Grund-Wahrnehmung	↓
14	Wahrnehmungskonstanz	↓
15	Raumlage Wahrnehmung	↓
16	Wahrnehmung räumlicher Beziehung	
17	Muster erkennen und fortsetzen/seriale Wahrnehmung	↑
18	Sozialverhalten	↓
19	Erfassen der Unterrichtsinhalte: Z (Zahlen), B (Buchstaben)	→

2. Beispielfotos

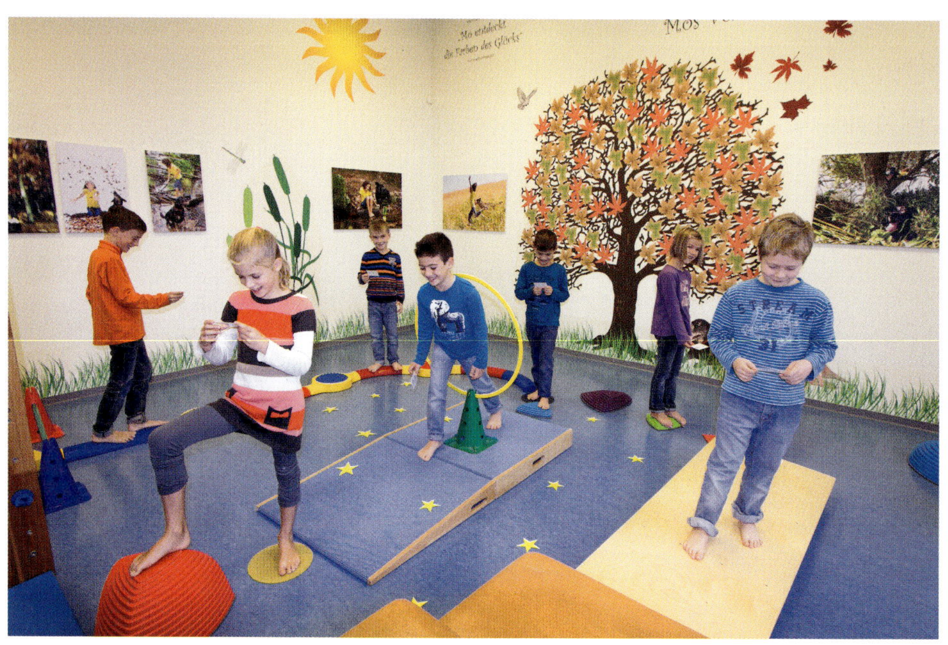

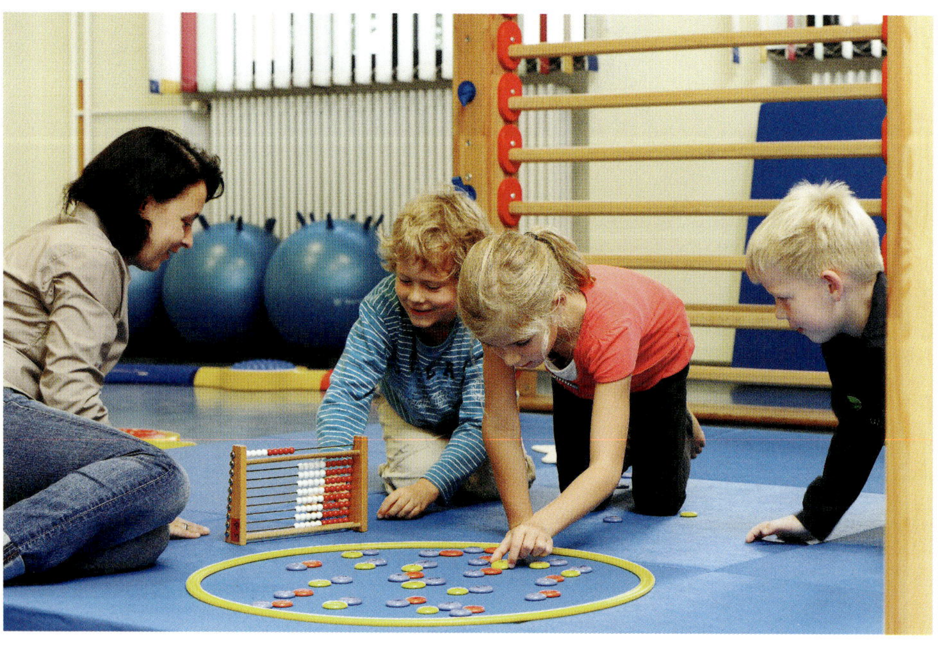

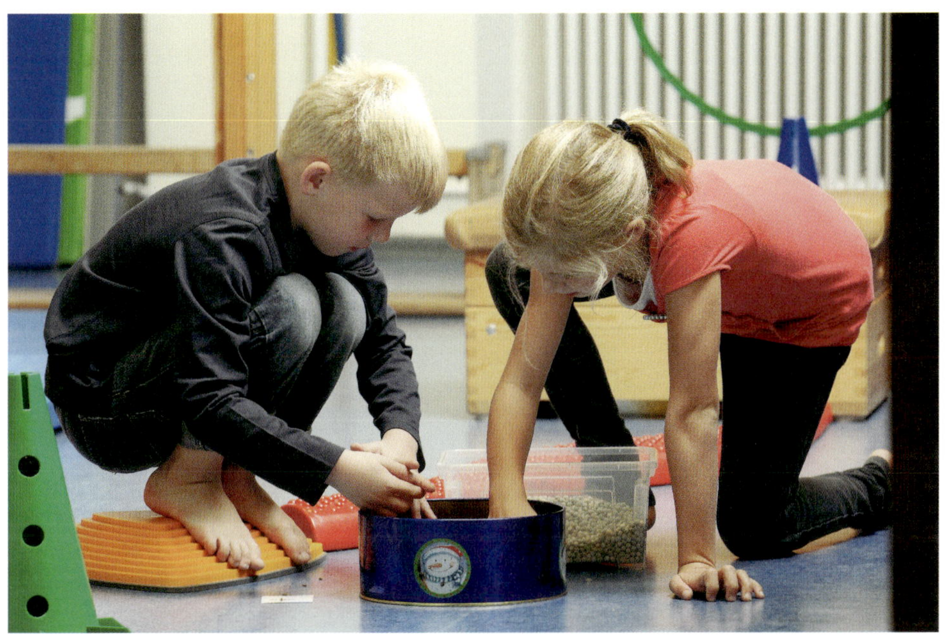

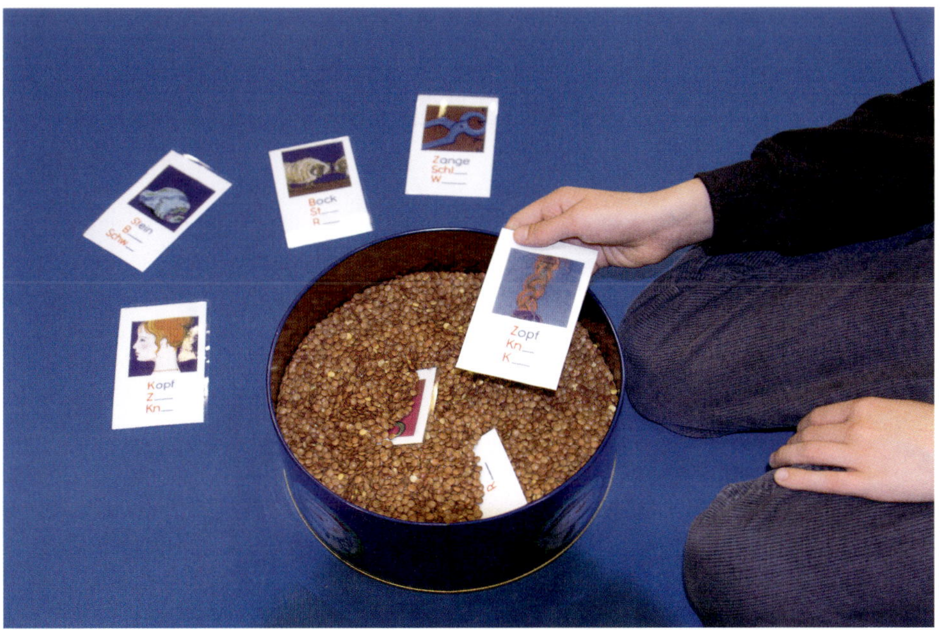
Stein
B__
Schw__
Bock
St__
R__
Zange
Schl__
W__
Kopf
Z__
Kn__
Zopf
Kn__
K__

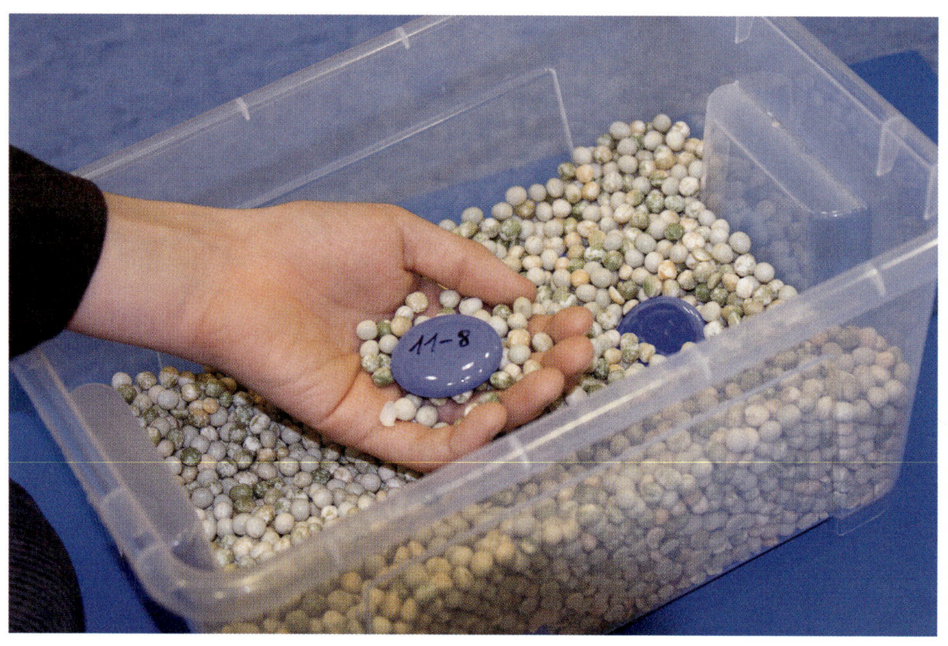
11-8

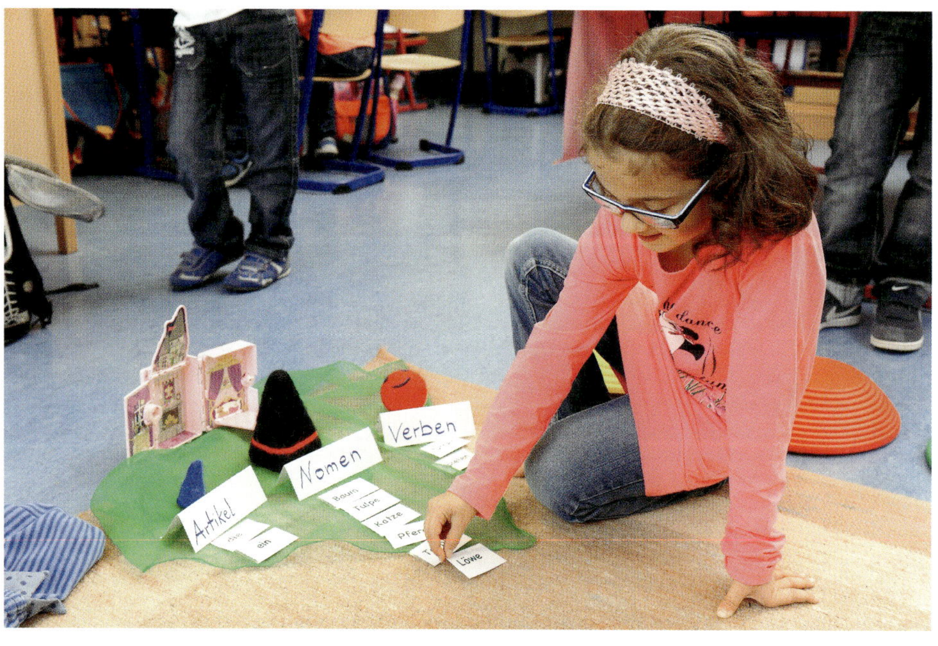
Artikel
Nomen
Verben
Löwe

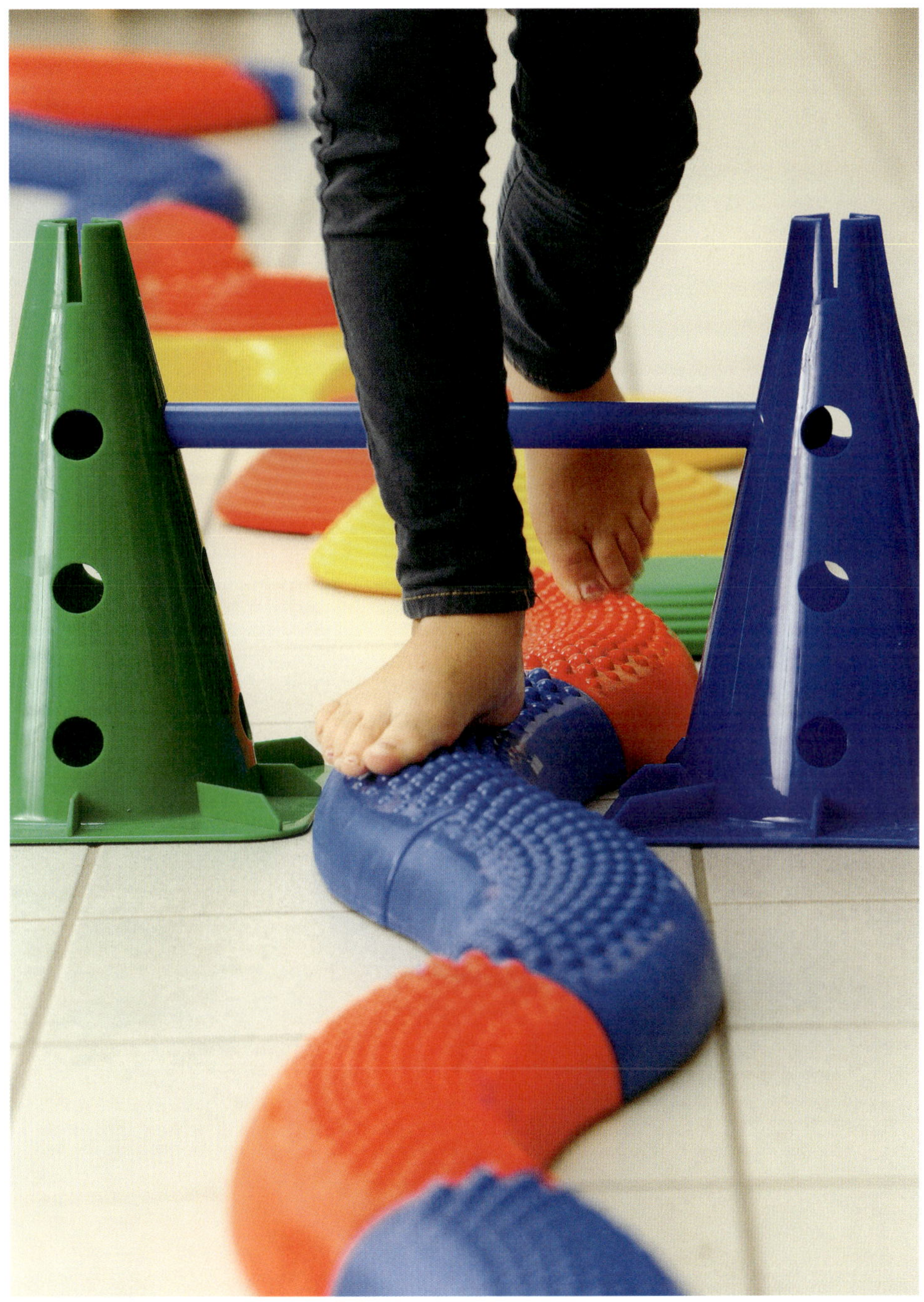

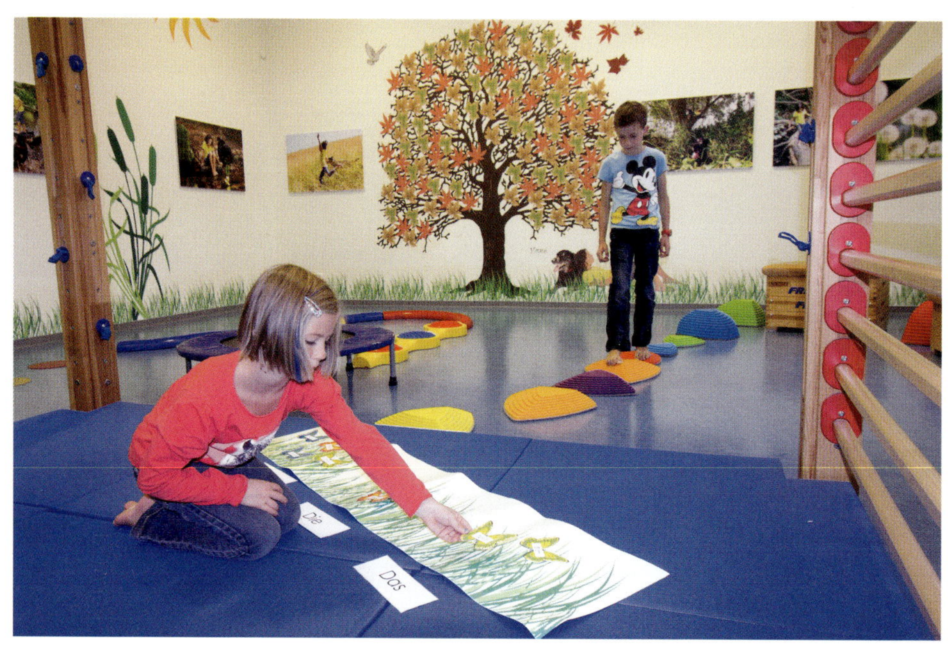
Die
Dos

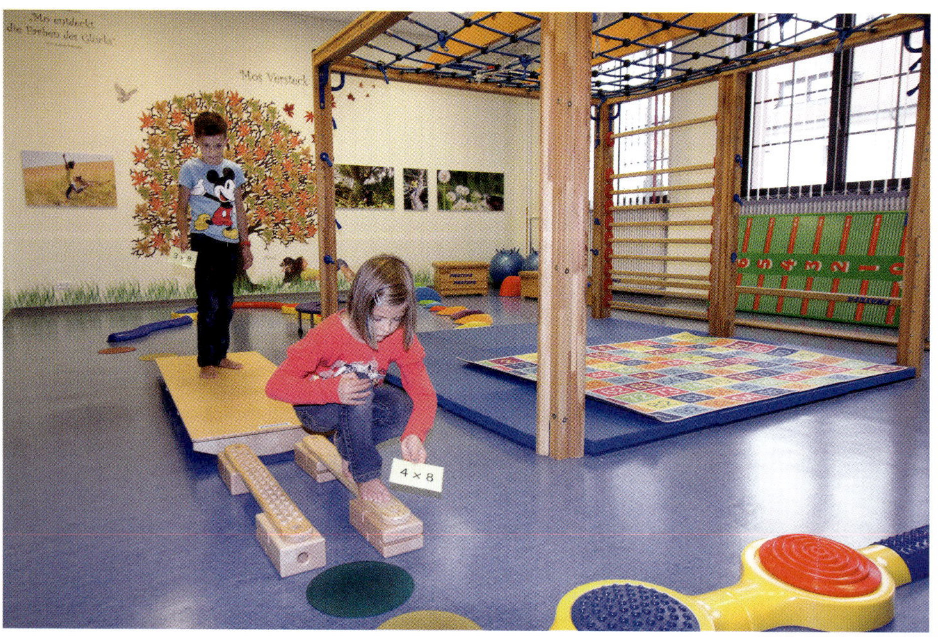
Mos Versteck
4 × 8

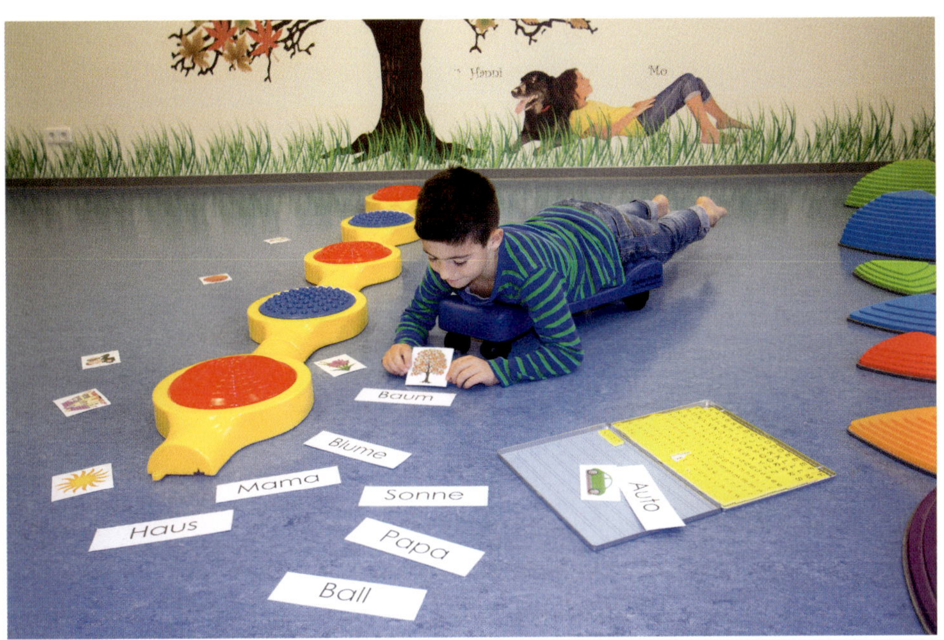
Hanni
Mo
Baum
Blume
Mama
Sonne
Haus
Papa
Ball
Auto

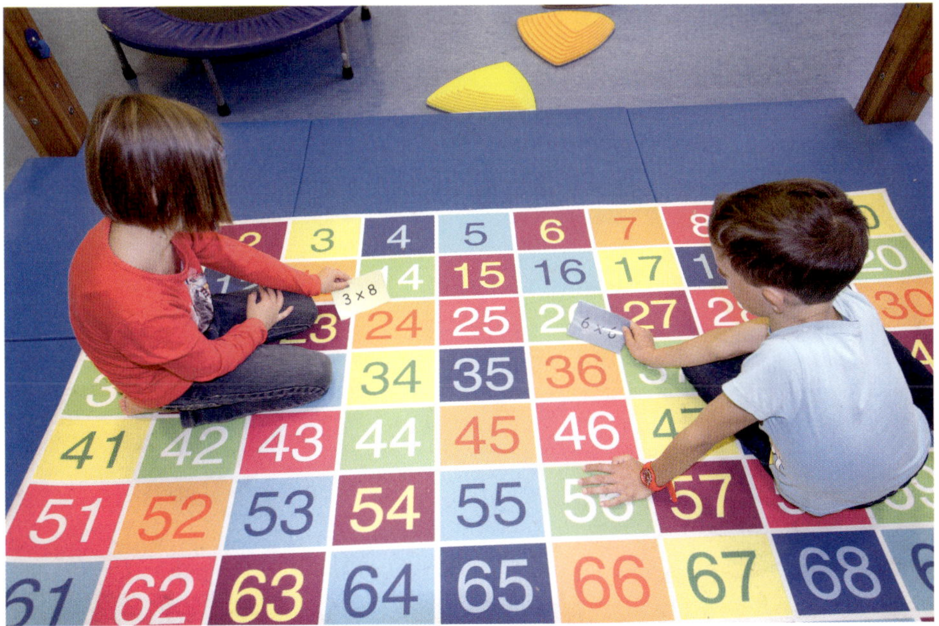
3 x 8

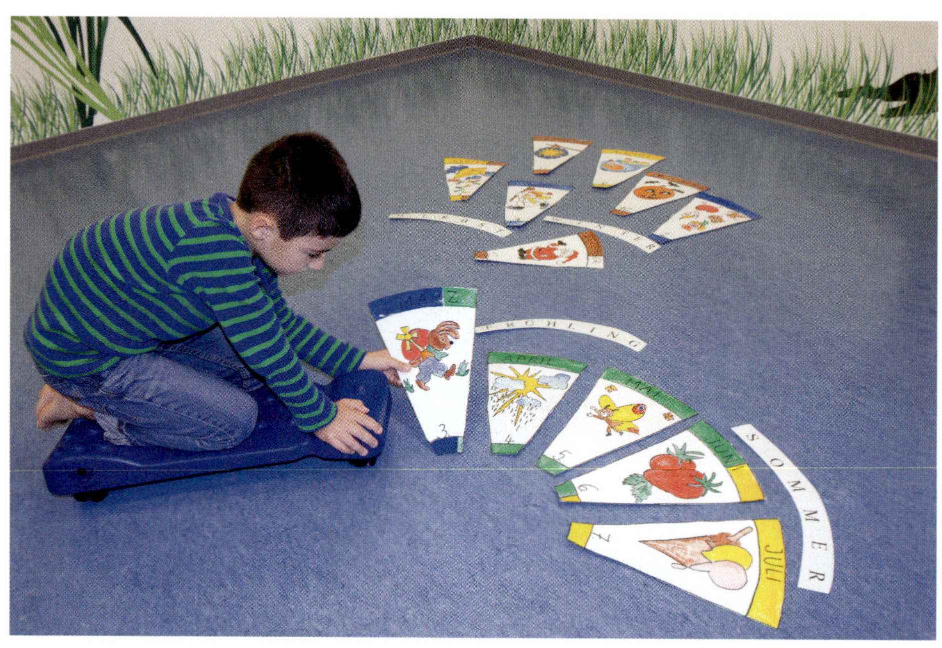
FRÜHLING
APRIL
MAI
JUNI
JULI
SOMMER

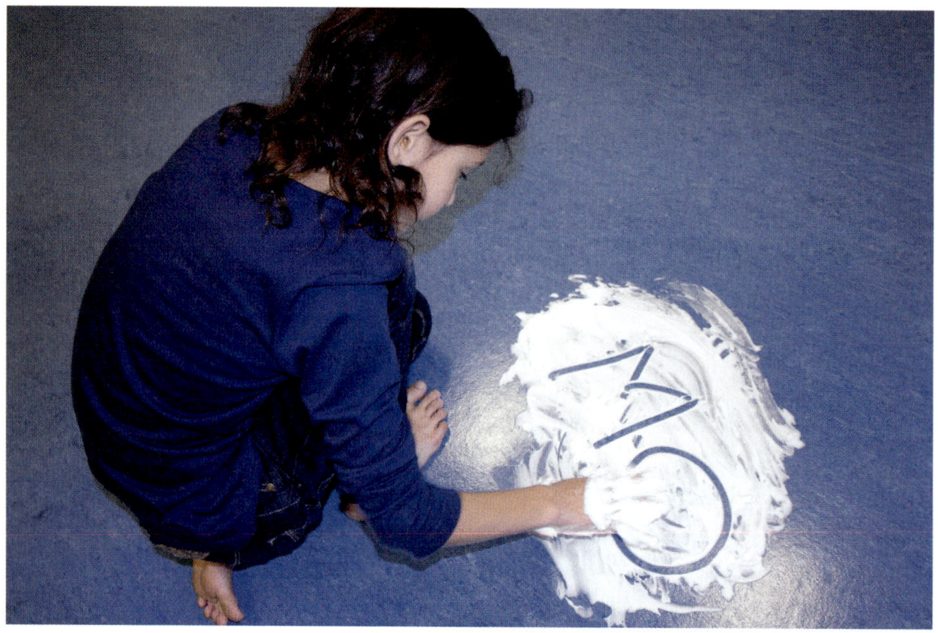

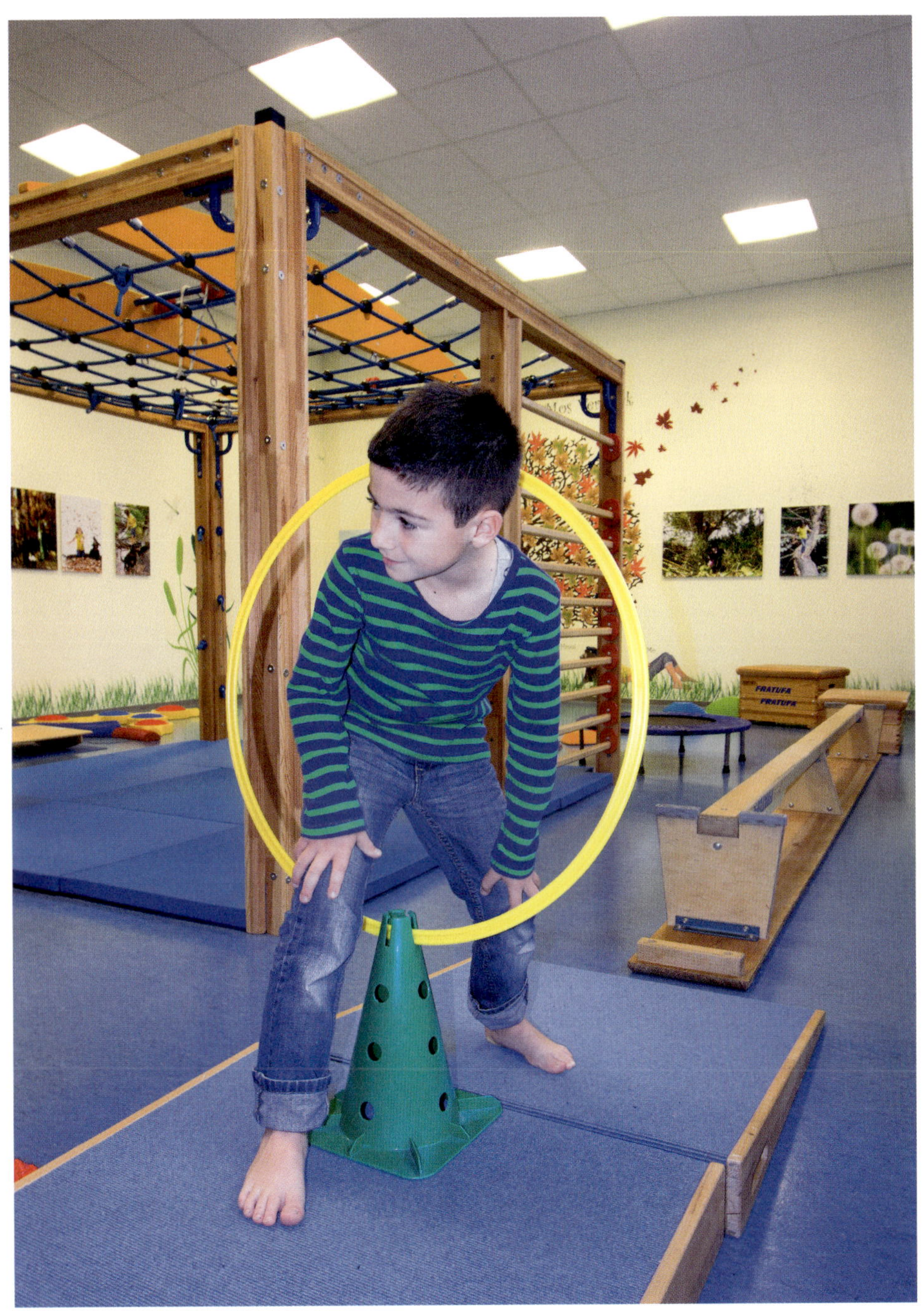
FRATUFA
FRATUFA

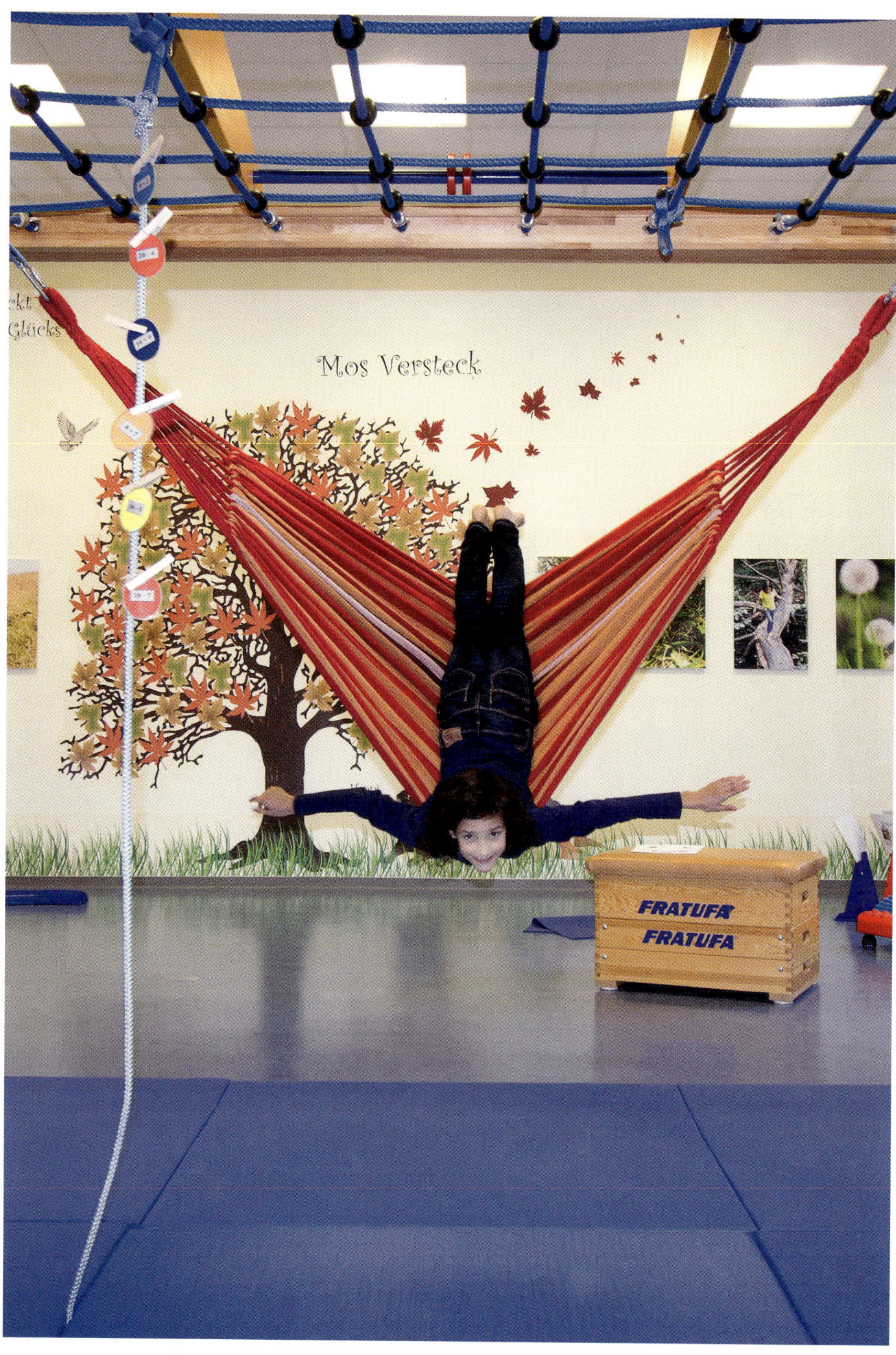
Mos Versteck
FRATUFA
FRATUFA

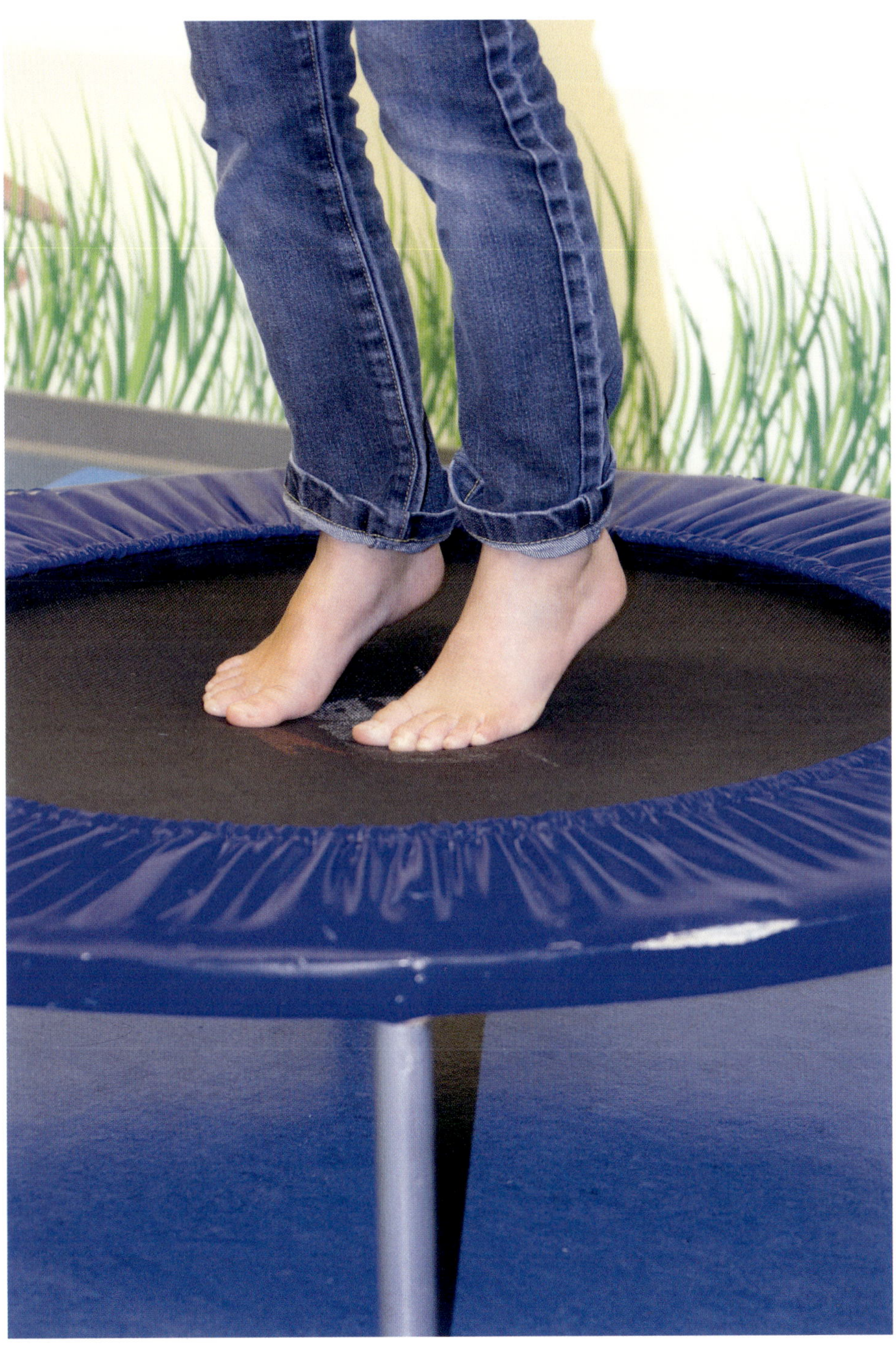

Literatur

Ayres, A.J. (2002): Bausteine der kindlichen Entwicklung. Springer.

Bundy, A.C./Lane, S.C./Murray, E.A./Söchting, E. (2006): Sensorische Integrationstherapie: Theorie und Praxis. München u.a.: Springer.

Flehming, J.P. (1987): Denver Entwicklungsskalen. Stuttgart: Thieme.

Flehming, J.P. 0 (2002): Sensorische Integration. Dortmund: Verlag modernes Lernen.

Frostig, M. (1979): Visuelle Wahrnehmungsförderung. Braunschweig: Schroedel.

Frostig, M. (1993): Entwicklungstest der visuellen Wahrnehmung FEW 2/DTVP2. Göttingen: Hogrefe.

Hellbrügge, T./ (1994): Münchner funktionelle Entwicklungsdiagnostik. Göttingen: Hogrefe.

Heubrock, D./Petermann, F. (2000): Lehrbuch der klinischen Kinderneuropsychologie. Grundlagen, Syndrome, Diagnostik und Intervention. Göttingen: Hogrefe.

Kiphard, E.J. (2006): Wie weit ist mein Kind entwickelt? Dortmund: Verlag modernes Lernen.

Pauli, S./Kisch, A. (2005): Was ist los mit meinem Kind? Dortmund: Verlag modernes Lernen.

Piaget, J. (1992): Das Weltbild des Kindes. München: Deutscher Taschenbuch Verlag.

Rudolf, H. (1996): Graphomotorische Testbatterie. Weinheim und Basel: Beltz.

Jens D. Rollnik

Huntington-Erkrankung
Eine aktuelle Übersicht für
Betroffene und ihre Angehörigen

Jens D. Rollnik

Huntington-Erkrankung

Eine aktuelle Übersicht für Betroffene und ihre Angehörigen

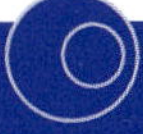

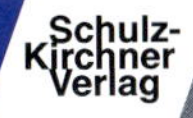

Bibliografische Information der Deutschen Nationalbibliothek
Die Deutsche Nationalbibliothek verzeichnet diese Publikation in der Deutschen Nationalbibliografie; detaillierte bibliografische Daten sind im Internet über http://dnb.d-nb.de abrufbar.

Besuchen Sie uns im Internet: www.schulz-kirchner.de

1. Auflage 2015
ISBN 978-3-8248-1143-4
eISBN 978-3-8248-0989-9

Mollweg 2, D-65510 Idstein
Vertretungsberechtigte Geschäftsführer:
Dr. Ullrich Schulz-Kirchner, Nicole Haberkamm
Titelfoto: freshidea – fotolia.com
Fachlektorat: Dr. phil. Christiane Lücking
Lektorat: Susanne Koch/Doris Zimmermann
Umschlagentwurf und Layout: Petra Jeck
Druck und Bindung:
Medienhaus Plump, Rolandsecker Weg 33, 53619 Rheinbreitbach
Printed in Germany

Inhaltsverzeichnis

1 Einleitung

„Denn meine Kraft ist in den Schwachen mächtig."
(2. Korinther 12, 9)

Liebe Leserin, lieber Leser,

wenn Sie dieses Buch gekauft haben und zur Hand nehmen, kann es dafür nur einen schwerwiegenden Grund geben: Bei Ihnen, bei Verwandten oder Freunden wurde die Diagnose einer Huntington-Erkrankung gestellt oder vermutet.

Vielleicht stehen Sie vor der Entscheidung, sich selbst testen zu lassen. Vielleicht ist bei Ihnen oder einem geliebten Menschen aber auch schon die Krankheitsanlage festgestellt worden, und Sie stellen sich die Frage, welche Behandlungsmöglichkeiten es gibt. Ganz gewiss kann dieses Buch nicht das persönliche Gespräch mit einem Arzt ersetzen, aber gerne will ich Ihnen als erfahrener Neurologe mit diesem Buch Informationen und vor allem Hoffnung geben. Denn jenseits aller nüchternen Fakten besteht begründete Hoffnung, dass in den kommenden Jahren wirksame Therapien entwickelt werden, mit denen die Krankheit aufzuhalten, ja vielleicht sogar zu heilen sein wird. Dazu trägt nicht zuletzt die sich rapide entwickelnde genetische Grundlagenforschung bei. Bis es so weit ist, gibt es zahlreiche, erfolgversprechende Behandlungsansätze, die zumindest eine Linderung von Krankheitsbeschwerden, wenn nicht sogar eine Verlangsamung des Voranschreitens der Erkrankung, bewirken können.

Auch möchte ich darauf hinweisen, dass die Huntington-Erkrankung nicht in jedem Fall einen von vielen Betroffenen befürchteten schweren Verlauf nimmt, sondern es gibt durchaus recht milde Verläufe, vor allem bei spätem Krankheitsbeginn, bei denen über einen langen Zeitraum eine hohe Lebensqualität erhalten bleibt.

Nicht jedem liegt es, sich in Selbsthilfeorganisationen zu engagieren, auf jeden Fall rate ich aber dazu, sich – nicht nur vor einem geplanten Test – psychotherapeutische Hilfe und Begleitung zu suchen. Ein erfahrener Psychotherapeut kann helfen, die Krankheit anzunehmen, Ängste abzubauen und damit die Lebensqualität Betroffener und ihrer Angehörigen zu verbessern. Bitte prüfen Sie diese Möglichkeit für sich selbst ganz intensiv und lehnen Sie sie aufgrund von – unbegründeten – Vorurteilen nicht von vornherein ab.

Das vorliegende Buch soll keine akademische Arbeit sein und sich verständlich ausdrücken, aber die in ihm beschriebenen Fakten beruhen auf wissenschaftlichen Veröffentlichungen. Ich habe daher an wichtigen Stellen in Klammern den bzw. die Autoren mit der zugehörigen Jahreszahl (z. B. Huntington, 1872) eingefügt. Wenn Sie das Thema vertiefen und sich die Originalarbeit anschauen wollen, finden Sie die vollständige Zitierung in den Literaturhinweisen am Ende des Werks.
Ich wünsche allen Betroffenen und ihren Angehörigen von Herzen alles Gute und hoffe, dass dieses Buch in einer schwierigen Lebenssituation ein wenig Orientierung und Zuversicht geben kann.

Ich widme dieses Buch meiner Familie.

Prof. Dr. med. Jens D. Rollnik, Hessisch Oldendorf
Frühjahr 2015

2 Was ist die Huntington-Erkrankung?

Die Krankheit ist nach ihrem Erstbeschreiber, George Sumner Huntington (1850–1916), benannt (s. Abb. 1). Huntington war ein amerikanischer Arzt aus dem Bundesstaat New York, der erstmalig im Jahr 1872 die wichtigsten Zeichen der Krankheit beschrieb (Huntington, 1872). Synonyme sind „Morbus Huntington" (wobei „Morbus" der lateinische Begriff für „Krankheit" ist) oder im englischen Sprachraum „Huntington's Disease", oft abgekürzt mit „HD". Dagegen sollten „Chorea Huntington", „Chorea major" oder der zutiefst diskriminierende Begriff „Veitstanz" nicht verwendet werden, denn eine Chorea (griechisch für „Tanz") – i. S. von unwillkürlichen Bewegungen – muss nicht zwingend bei dieser Krankheit auftreten. In der Tat können geistige Krankheitszeichen (z. B. verminderte geistige Leistungsfähigkeit) einer Bewegungsstörung oft um viele Jahre vorausgehen oder die körperlichen Symptome treten ganz in den Hintergrund (Paulsen u. Long, 2014).

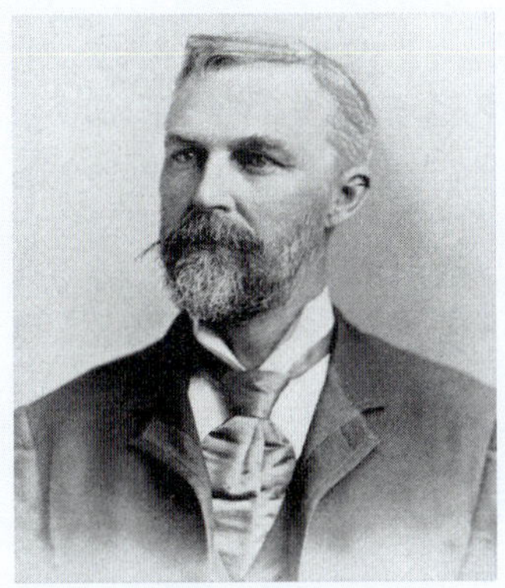

Abb. 1 Porträt von George Sumner Huntington (1850–1916) (Quelle: Wellcome Library, London)

2.1 Krankheitszeichen (Symptome)

Die Krankheitszeichen oder Symptome der Huntington-Erkrankung (HE) sind vielgestaltig und umfassen sowohl geistige als auch körperliche Beschwerden (Gasser, 1998; Lücking u. Mitarb., 2013; Weindl u. Conrad, 1996). Es ist bemerkenswert, dass Erkrankte sowohl körperliche als auch geistige Veränderungen oft nicht wahrnehmen oder zumindest in ihrer Ausprägung deutlich unterschätzen (Sitek u. Mitarb., 2014), was zu erheblichen Konflikten mit Angehörigen führen kann (z. B. in der Frage, ob jemand noch Autofahren sollte). In der Regel verläuft die Krankheit schleichend und es können viele Jahre vergehen, bevor die Krankheitszeichen augenfällig werden und ein Arzt die richtige Diagnose stellt. Je nach Lebensalter, in dem sich die Huntington-Erkrankung erstmalig zeigt, unterscheidet man drei Verlaufsformen: nämlich die im Jugendalter vor dem 16. Lebensjahr auftretende „Westphal-Variante", die sich im Erwachsenenalter zeigende „adulte Form" und die jenseits des 50. Lebensjahres auftretende „Spätform" (Tab. 1). Das Ausmaß und Voranschreiten der verschiedenen Krankheitszeichen kann vom Arzt mit einer Skala, der „Unified Huntington's Disease Rating Scale (UHDRS)", erfasst werden, die auch in zahlreichen klinischen Studien eingesetzt wird (Huntington Study Group, 1996).

Verlaufsform	Erkrankungsalter	Krankheitszeichen und Krankheitsverlauf
Westphal-Variante (Juvenile Form)	Jünger als 16 Jahre	Zunehmende Verlangsamung von Bewegungen, Bewegungsverarmung und Steifigkeit von Gelenken („hypokinetisch-rigides Syndrom"), unwillkürliche Muskelanspannungen, die zu abnormen Bewegungen oder Gelenkstellungen führen („Dystonie"), Augenbewegungsstörungen, zunehmender Abbau der geistigen Leistungsfähigkeit
Adulte Form	Etwa 30–45 Jahre	■ Geistige Auffälligkeiten, die den körperlichen um Jahre vorausgehen können, wie z. B.: leichte Ablenkbarkeit, sozial nicht angemessenes Verhalten, Verstärkung vorbestehender Persönlichkeitszüge oder sogar psychiatrische Erkrankungen („Depression", „Psychose") ■ Bewegungsstörung („Chorea") mit abrupt einsetzenden, kurz andauernden Bewegungen der Hände und Finger, später auf den Rumpf und das Gesicht („Grimassieren") übergreifend. Zunahme der Bewegungsstörung unter Stress und geistiger Anspannung ■ Im Verlauf zunehmende Bewegungsarmut, Schluck-, Sprech- und Gangstörung, zunehmender Abbau der geistigen Leistungsfähigkeit („Demenz"), Gewichtsverlust
Spätform	Älter als 50 Jahre	Im Vordergrund stehen die Bewegungsstörung („Chorea") und Gangstörungen, nur gering ausgeprägte geistige und psychiatrische Krankheitszeichen, relativ milder Verlauf

Tab. 1 Krankheitszeichen bei den drei Verlaufsformen der Huntington-Erkrankung (nach Lücking u. Mitarb., 2013)

Im Folgenden möchte ich die bei einer HE auftretenden wichtigsten Krankheitszeichen genauer beschreiben:

2.1.1 Körperliche Krankheitszeichen

- Bewegungsstörung mit unwillkürlichen Bewegungen („hyperkinetisches Syndrom")

Die Bewegungsstörungen bei der HE sind überaus vielgestaltig und variieren von Patient zu Patient sowohl in Intensität als auch Art erheblich. Bei der nicht selten zu beobachtenden „Chorea" handelt es sich um eine augenfällige Bewegungsstörung, die durch unwillkürliche, unregelmäßige, abrupt einsetzende, sich nicht ständig wiederholende, kurzzeitige Bewegungen charakterisiert ist. Zu Beginn der HE sind diese Bewegungen oft auf die Finger, Zehen bzw. Hände oder Füße beschränkt, im Verlauf greifen sie aber auf den Körperstamm und das Gesicht („Grimassieren", d. h. Verziehen der Gesichtsmuskulatur ohne entsprechenden seelischen Vorgang) über. Sie können von einer Körperregion zur anderen „wandern". Betreffen die Bewegungen körpernahe Muskelgruppen mit groben, schleudernden Bewegungen, spricht man auch von einem „Ballismus". Handelt es sich um unregelmäßige, langsame, geschraubte („wurmförmige") Bewegungen der Hand bzw. des Unterarms, so wird dies als „Athetose" bezeichnet. Nicht selten wird das Vollbild der Bewegungsstörung bei der HE daher als „choreo-athetotisch" beschrieben. Die Betroffenen sind dabei ständig in Unruhe – auch im Sitzen, sodass die Beine wechselnd übereinander geschlagen oder das Körpergewicht häufig verlagert wird.

Vor allem Angehörigen fallen diese unwillkürlichen Bewegungen auf, während die Betroffenen, v. a. zu Beginn der Erkrankung, die Störung kaum wahrnehmen und nicht als störend empfinden. Es ist auch oft zu bemerken, dass sich die Bewegungsstörung dann verschlimmert, wenn sich die Patienten beobachtet, unter Stress oder anderem psychischem Druck fühlen. Bisweilen führt dies zu der Fehldiagnose, die Bewegungsstörungen seien „psychogen", d. h. nicht durch eine körperliche Erkrankung begründet. Auf der anderen Seite ist aber bekannt, dass Kinder von Huntington-Kranken ähnliche Bewegungsmuster zeigen können wie der betroffene Elternteil, ohne dass sie die Krankheitsanlage in sich tragen. Hier spielen unbewusste Lernvorgänge eine Rolle.

Es versteht sich von selbst, dass die bei Huntington-Kranken vorhandene Bewegungsunruhe zu einem erhöhten Energieverbrauch führt und die Patienten nicht selten erheblich an Gewicht verlieren. Diese Gewichtsabnahme kommt aber auch durch die bei der HE vorliegende Stoffwechselstörung zustande (Störung der Kraftwerke der Zellen, der Mitochondrien, s. Kap. 2.3: Entstehung der Krankheit). Es kommt daher darauf an, den gestiegenen Energiebedarf durch eine kalorienreiche Ernährung zu decken (s. Kap. 5: Ernährung). Erfreulicherweise verbessert sich hierdurch nicht selten auch die Bewegungsstörung.

- Bewegungsstörung mit Bewegungsverarmung und Steifigkeit („hypokinetisch-rigides Syndrom")

Während es sich bei der Chorea (s. o.) um eine Bewegungsstörung mit unwillkürlichen Bewegungen handelt, tritt – v. a. bei der Westphal-Variante, aber auch begleitend bei den anderen Verlaufsformen – das genaue Gegenteil ein, nämlich ein Bewegungsmangel („Hypokinese" oder „Akinese") und eine Steifigkeit der Gelenke („Rigor"). Beide Formen der Bewegungsstörung, sowohl die „Hypo-" als auch die „Hyperkinese" können auch nebeneinander auftreten. So kann ein Patient z. B. unter einer Chorea leiden und dabei gleichzeitig ein merkwürdig starres, maskenartiges Gesicht („Hypomimie") als Ausdruck der Bewegungsverarmung aufweisen. Sowohl die „Hypokinese" als auch der „Rigor" sind Krankheitszeichen, die auch bei Patienten zu beobachten sind, die unter einer Parkinson-Erkrankung leiden. Das bei dieser Erkrankung anzutreffende Zittern der Hände in Ruhe („Ruhetremor") gehört allerdings nicht zu den typischen Krankheitszeichen der HE.

- Sprech-, Sprach- und Schluckstörungen

Im Verlauf der Erkrankung treten leider auch bei vielen Patienten Sprech- („Dysarthrie") und Schluckstörungen („Dysphagie") auf. Das Sprechen kann sich verlangsamen und zunehmend undeutlicher („verwaschen") werden. Die Bewegungsunruhe schließt auch die Zunge mit ein, sodass die Zunge beim Herausstrecken nicht lange ruhig gehalten werden kann („motorische Impersistenz der Zunge"). Im Verlauf der Erkrankung kommt es auch zu einer Beeinträchtigung des Sprachflusses sowie zu Schwierigkeiten bei der Anwendung grammatikalischer Regeln.
Schluckstörungen mit der Gefahr des Verschluckens von Speichel, Speisen und Getränken sind als weiteres schwerwiegendes Problem zu werten. Diesbezüglich sei auf den Ratgeber „Schluckstörung – und jetzt?" verwiesen (Lücking u. Hotzenköcherle, 2014). Eine besondere Gefahr ergibt sich daraus, dass Huntington-Erkrankte – schon wegen des erhöhten Energiebedarfs – bisweilen hastig essen und trinken, was das Risiko des Verschluckens mit nachfolgender Lungenentzündung („Aspirationspneumonie") erhöht. Beim Trinken kann es leicht zum

Verschlucken kommen, sodass z. B. Flüssigkeiten angedickt werden müssen. Der Schluckakt kann – vor allem in fortgeschrittenen Stadien der Erkrankung – leider so schwerwiegend gestört sein, dass nur noch eine Ernährung und Flüssigkeitszufuhr über eine Magensonde (z. B. „PEG = perkutane endoskopische Gastrostomie") möglich sind. Ob aber eine solche Magensonde überhaupt angelegt wird, sollten Betroffene möglichst früh für sich festlegen, am besten in Form einer Patientenverfügung (s. Kap. 9: Patientenverfügung, Vorsorgevollmacht und Betreuung).
Es empfiehlt sich, regelmäßig logopädische Behandlungen gegen Schluck-, Sprech- und Sprachstörungen durchzuführen.

■ Koordinations- und Gangstörung

Die Koordination von Bewegungen kann bei der Erkrankung beeinträchtigt sein. Zu Beginn fallen oft kleine Ungeschicklichkeiten auf, z. B. das Umstoßen von Gläsern oder Schwierigkeiten beim Aufdrehen einer Flasche. Die Bewegungen wirken fahrig. Das Schriftbild verändert sich, wird bei manchen Patienten unleserlich. Der sogenannte Luria-Test, bei dem in rascher Abfolge abwechselnd mit der Faust, Handkante und der flachen Hand auf den Tisch oder Oberschenkel geklopft werden soll, kann nicht richtig durchgeführt werden. Mit Fortschreiten der Erkrankung kann es zu einer zunehmenden Gangstörung mit Taumeln und Störung der Rumpfkontrolle kommen, sodass ein erhebliches Sturz- und damit Verletzungsrisiko besteht. Hier empfiehlt sich die regelmäßige Durchführung von Physiotherapie („Krankengymnastik") mit dem Schwerpunkt Gleichgewichtstraining. Auch durch rehabilitative Maßnahmen kann die Behinderung günstig beeinflusst werden (Thompson u. Mitarb., 2013). Durch das Tragen von Helmen und Hüftschutzhosen (sog. „Hüftprotektoren") können Verletzungsfolgen gemindert werden.

■ Augenbewegungsstörungen

Vor allem bei schnellen Augenbewegungen („Sakkaden"), z. B. Blickzielbewegungen, treten Verlangsamungen auf, insbesondere bei der Einleitung dieser Bewegungen („Sakkadeninitiierungsstörung"). Auch wenn den Patienten diese Krankheitszeichen oft nicht selbst auffallen, kann sie der erfahrene Arzt feststellen. Verschiedentlich wurde sogar vorgeschlagen, die Augenbewegungsstörung als Maß für das Fortschreiten der Erkrankung zu werten, weil sie gut mit anderen Krankheitszeichen der HE korreliert (Zangemeister u. Mueller-Jensen, 1985).

2.1.2 Geistige (psychische) Krankheitszeichen

Es ist nicht selten so, dass geistige Krankheitszeichen der Bewegungsstörung, vor allem bei der Erwachsenenform der HE, um Jahre vorausgehen können (Paulsen u. Long, 2014). Dabei kann es zu folgenden Beschwerden kommen:

- Störungen der geistigen Leistungsfähigkeit, Persönlichkeitsveränderungen und Zwangsstörungen

Beeinträchtigungen der geistigen Leistungsfähigkeit reichen von leichten Aufmerksamkeits- und Gedächtnisstörungen bis hin zur Entwicklung einer Demenz. Von einer Demenz spricht man dann, wenn eine Beeinträchtigung im Alltagsleben mit Verlust der Selbstständigkeit eintritt, wobei das Gedächtnis und andere geistige Funktionen (z. B. Rechen- oder Lesefähigkeit, Orientierung) betroffen sind. Oft sind Krankheitszeichen einer „frontalen Demenz“ vorhanden, d. h., es kommt zu Störungen der Persönlichkeit, des Verhaltens, der Sprache und des abstrakten, planenden Denkens (Hartje u. Poeck, 2006). Persönlichkeitsveränderungen und Verhaltensstörungen, z. B. sozial unangemessenes Verhalten und aggressive Durchbrüche, gehören leider zu den frühen Krankheitszeichen der HE.

Des Weiteren kommen Zwangsstörungen vor, d. h. Betroffene verspüren einen inneren Drang, bestimmte Dinge zu denken und/oder zu tun.

Bei Störungen der geistigen Leistungsfähigkeit empfiehlt sich die Verordnung von „Hirnleistungstraining“, das von Ergotherapeuten und Neuropsychologen angeboten wird.

- Depression

Die Entwicklung einer Depression kann ebenfalls zu den ersten Symptomen bei der HE zählen. Zu den Zeichen einer Depression gehören: gedrückte Stimmungslage über einen längeren Zeitraum, Interessenverlust, Veränderungen des Appetits, Schlafstörungen, Störungen des Antriebs, Müdigkeit und Energielosigkeit, Denkstörungen und Selbsttötungsgedanken. In einer Studie zeigte sich, dass bis zu 10 % der Genträger der HE in einem Vierjahreszeitraum Selbsttötungsgedanken hatten (Hubers u. Mitarb., 2013). Solche Gedanken treten natürlich nicht nur im Rahmen einer Depression auf, sondern sind auch im Prozess der Krankheitsverarbeitung aufkommende, bisweilen drängende oder quälende Gedanken. Sollten Krankheitszeichen einer Depression oder Selbsttötungsgedanken auftreten, muss umgehend die Hilfe eines Psychiaters oder – im Notfall – die einer psychiatrischen Klinik gesucht werden. Auch die Sozialpsych-

iatrischen Dienste als Teil des öffentlichen Gesundheitsdienstes (Kontaktdaten des für Sie zuständigen Dienstes finden Sie im Internet) stehen Ihnen unterstützend zur Seite und können z. B. in Krisensituationen zum Patienten nach Hause gerufen werden.
Eine Depression ist heute mit modernen und nebenwirkungsarmen Medikamenten („Antidepressiva“) gut behandelbar. Auch eine ambulante Psychotherapie kann allein für sich oder begleitend zur medikamentösen Behandlung zu einer deutlichen Besserung und damit Erhöhung der Lebensqualität führen.

- Psychose

Hierbei handelt es sich um eine akute psychiatrische Erkrankung, bei der die Patienten Dinge sehen oder hören, die in Wirklichkeit nicht vorhanden sind („Halluzinationen“), Wahnvorstellungen haben (z. B. vergiftet oder verfolgt zu werden) oder unzusammenhängend denken („Zerfahrenheit“). Treten solche Beschwerden auf, muss umgehend psychiatrische Hilfe in Anspruch genommen werden (s. o.). Auch Psychosen sind heute mit modernen Medikamenten („atypische Neuroleptika“) gut behandelbar, allerdings besteht bei diesen Arzneimitteln das Risiko von Parkinson-ähnlichen Nebenwirkungen (s. o.), sodass vor einem Einsatz Risiken und Nebenwirkungen gründlich gegeneinander abgewogen werden sollten.

Zusammenfassung

Krankheitszeichen (Symptome): Bei der HE kommen körperliche (motorische) und geistige (psychische) Krankheitszeichen vor, wobei die psychischen den motorischen Symptomen oft vorausgehen. Es können mit Fortschreiten der HE eine Bewegungsunruhe mit unwillkürlichen Bewegungen (Chorea), eine Verarmung von Bewegungen (Akinese), Störungen der geistigen Leistungsfähigkeit, Depressionen, Zwangsstörungen und Psychosen (mit Halluzinationen und Wahnvorstellungen) auftreten. Diese Krankheitszeichen sind mit den richtigen Medikamenten behandelbar.

2.2 Häufigkeit der Erkrankung (Epidemiologie)

Die HE gehört zu den häufigsten vererbbaren neurologischen Erkrankungen überhaupt. In den deutschsprachigen Ländern wird die Häufigkeit der HE auf bis zu 1:10.000 geschätzt, d. h. einer von 10.000 Einwohnern ist von ihr betroffen (Laccone u. Mitarb., 1999). In Deutschland ist demnach mit etwa 8000 Betroffenen zu rechnen. Weltweit variiert die Krankheitshäufigkeit jedoch erheblich, bei Mitteleuropäern ist sie am höchsten, bei Asiaten oder Afrikanern dagegen bis zu zehnmal niedriger.

Zusammenfassung

Häufigkeit der HE: In Deutschland sind etwa 8000 Menschen betroffen.

2.3 Entstehung der Krankheit (Pathophysiologie)

Ich möchte darauf hinweisen, dass mit Abstand noch nicht alle Vorgänge, die zur Entstehung der HE führen, erforscht sind. Ich habe mich aber bemüht, die wichtigsten Prozesse stark vereinfacht und verständlich darzustellen, vor allem diejenigen, die Ansatzpunkte für eine Behandlung (Therapie) bieten. Praktisch monatlich kommen aber neue, bisweilen bahnbrechende Erkenntnisse hinzu, die auch zur Entwicklung neuer Behandlungsmöglichkeiten beitragen können. Bei meiner Darstellung berufe ich mich auf aktuelle Übersichtsarbeiten (Chandra, Johri u. Beal, 2014; Johnson u. Davidson, 2010; Labbadia u. Morimoto, 2013; Reddy, Mao u. Manczak, 2009; Trippier u. Mitarb., 2013; Visser, 2010). Die im Folgenden dargestellten Vorgänge sind für Laien bisweilen schwer verständlich, dennoch habe ich auch die zugehörigen Fachbegriffe zitiert, damit der interessierte Leser diese Dinge im Detail, z. B. im Internet, nachlesen kann. Wem diese Darstellung zu anstrengend ist, der findet am Ende des Kapitels eine Zusammenfassung sowie eine ausklappbare Abbildung auf der Umschlagseite, in der die Krankheitsentstehung (Pathophysiologie) dargestellt ist.

Auf die Grundlagen der Vererbung bei der HE wird in den Kapiteln 3 und 4.3.2 genauer eingegangen. An dieser Stelle sei zum Verständnis der Krankheitsentstehung nur so viel gesagt, dass die Ursache der HE ein verändertes („mutiertes“) Gen („Huntingtin-Gen“) im Erbgut der Zelle ist, das für die Bildung eines Eiweißkörpers, des „Huntingtins“, abgekürzt HTT, verantwortlich ist. Die Bedeutung des normalen Huntingtins (HTT) für die Zellfunktionen ist noch nicht rest-

Abb. 2
Streifenkörper (Corpus striatum)
Der Pfeil zeigt auf den Streifenkörper, der durch die Innere Kapsel (Capsula interna, Spitze des Pfeils) in den „schwanzförmigen Kern“ (Nucleus caudatus) und die „Schale“ (Putamen) getrennt wird. Es handelt sich um einen Teil der Basalganglien in der Tiefe des Gehirns. Der Streifenkörper ist bei der Huntington-Erkrankung besonders in Mitleidenschaft gezogen. (Quelle: vom Autor erstelltes anatomisches Präparat)

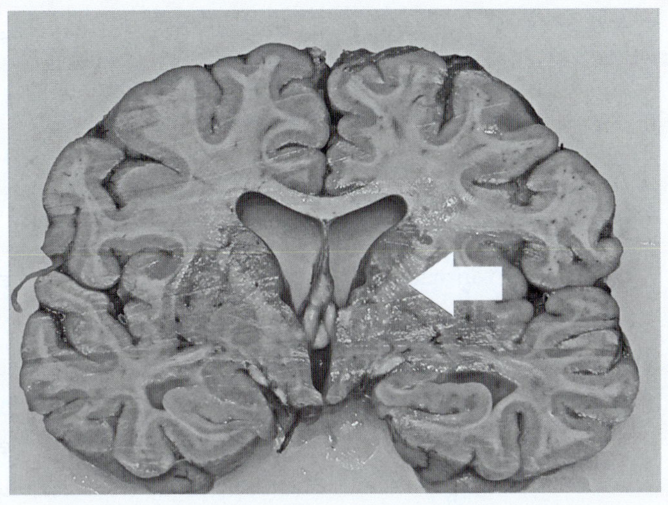

los geklärt, man geht aber davon aus, dass es bei Transportvorgängen in der Zelle, der Energieproduktion und der „Transkription“, d. h. dem Ablesen bzw. Übertragen von Informationen der Erbsubstanz, eine wichtige Rolle spielt. Bei der HE nun ist dieses HTT krankhaft verändert („mutiert“). In der Fachliteratur wird dieses mutierte HTT mit „mHTT“ abgekürzt. Neben anderen beteiligten Prozessen, z. B. schädlich wirkender RNA (Bañez-Coronel u. Mitarb., 2012), ist dieses mHTT – so vermutet man – in erster Linie „Ursache allen Übels“. mHTT ist giftig („toxisch“) für Nervenzellen in bestimmten Bereichen des Großhirns, die für die in Kapitel 2.1.1 beschriebene Bewegungsstörung (v. a. der „Streifenkörper“ [s. Abb. 2] in der Tiefe des Gehirns als Teil der sog. „Basalganglien“), wie auch für die in Kapitel 2.1.2 genannten geistigen Krankheitszeichen (v. a. die Hirnrinde) verantwortlich sind. Betroffen ist aber nicht nur das Gehirn, sondern es kommt auch zu einer Schädigung anderer Zellen im Körper, z. B. der Muskulatur (Zielonka u. Mitarb., 2014). Das mHTT ist schlecht löslich und neigt dazu, sich zu „Aggregaten“, also Knäueln, zusammenzuklumpen, sodass es zu unter dem Mikroskop beobachtbaren Einschlüssen in der Zelle und im Zellkern kommt. Die Zelle kommt mit dem Abbau dieser mHTT-Knäuel nicht zurecht, gleichzeitig führen vermutlich aber auch (hochgiftige) Bruchstücke des mHTT zu Schäden an der Zelle, schließlich auch zum Zelltod. Auf welchen Wegen mHTT auf Molekülebene die Nervenzellen genau schädigt, ist nicht im Detail bekannt, aber folgende Mechanismen, die sich für eine Behandlung nutzen lassen, spielen eine Rolle (s. Abb. Umschlagseite):

1. **Erhöhung des „oxidativen Stresses“:** Entstehung von aggressiven Stoffwechselprodukten, sog. „Sauerstoffradikalen“, die die normale Reparatur- und Entgiftungsfunktion der Zelle überfordern.
   Therapeutischer Ansatz: Einsatz von „Antioxidantien“, z. B. Coenzym Q10, ungesättigten essenziellen Fettsäuren (z. B. Omega-3-Fettsäuren, enthalten in Lachsöl) und Kreatin (Gil-Mohapel, Brocardo u. Christie, 2014)
2. **„Exzitotoxizität“:** Übermäßige Ausschüttung des erregenden („exzitatorischen“) Nervenüberträgerstoffs (=„Neurotransmitter“) „Glutamat“, der an bestimmte Rezeptoren, sogenannte „NMDA“-Rezeptoren (N-Methyl-D-Aspartat), andockt. Dies führt zu einem übermäßigen Einstrom von Kalzium in die Zelle, was u. a. zu einer Schädigung der „Mitochondrien“ (s. Kap. 3: Wie kann man die Huntington-Erkrankung feststellen?) und letztlich zum Zelltod führt. Dieser Mechanismus spielt nicht nur bei der HE eine Rolle, sondern auch bei vielen anderen Krankheiten, wie der Alzheimer- und der Parkinson-Erkrankung. Nicht zuletzt deshalb hat Glutamat, das auch als Geschmacksverstärker von der Lebensmittelindustrie eingesetzt wird, ein denkbar schlechtes „Image“. Alkohol wirkt übrigens hemmend auf die NMDA-Rezeptoren, aber eignet sich natürlich nicht zur Behandlung, weil er schädlich für Nervenzellen ist und es langfristig zu einer Erhöhung der Zahl der NMDA-Rezeptoren im Sinne einer Gegenregulation kommt.
   Therapeutischer Ansatz: NMDA-Rezeptor-Antagonisten, z. B. Memantin, dessen Wirkung allerdings bei der HE noch nicht beurteilt werden kann (Milnerwood u. Mitarb., 2010; Ondo, Mejia u. Hunter, 2007).
3. **Störung der „Mitochondrien“:** Mitochondrien sind die „Kraftwerke“ der Zelle, sie bilden über die sog. „Atmungskette“ den für alle Lebensvorgänge wichtigen „Brennstoff“, das „Adenosintriphosphat“ (ATP). Folgende Störungsvorgänge lassen sich unterscheiden:
   (a) Durch das mHTT kommt es zu einer Beeinträchtigung des Transports der Mitochondrien innerhalb der Zelle, insbesondere des Transports in den schlauchartigen Nervenfortsätzen, den „Axonen“. Hierdurch wird die Nervenzelle geschädigt und es kommt zu einer Schädigung der Nervenverknüpfungen („Synapsen“) sowie einer Beeinträchtigung der Nervenübertragung.
   (b) Außerdem verändern sich Form und Funktion der Mitochondrien. Die Form der Mitochondrien wird durch Teilung und durch Zusammenschluss (Fusion) beeinflusst, beide Vorgänge halten sich in einer

normalen Nervenzelle die Waage. mHTT führt zu einer verstärkten Teilung und einer Abschwächung des Zusammenschlusses von Mitochondrien, was zu einer verminderten Zahl von leistungsfähigen „Kraftwerken" in der Zelle führt.

(c) Die Mitochondrien verfügen über eine eigene Erbsubstanz, die „mitochondriale DNA", auf der sich die für die Atmungskette (s. o.) wichtigen Informationen befinden. mHTT führt zu Schäden an dieser mitochondrialen DNA, sodass die Funktion der Mitochondrien beeinträchtigt wird.

(d) mHTT führt zu einer Erhöhung des Kalzium-Einstroms in die Zelle und in die Mitochondrien (s. o. „Exzitotoxizität"). Hierdurch werden die Mitochondrien durchlässiger (erhöhte „Permeabilität") und in ihrer Funktion geschädigt.

Therapeutischer Ansatz: Substanzen mit Wirkung auf Mitochondrien, z. B. Resveratrol, Kreatin und Coenzym Q10 als Antioxidantien (s. 1.), vielleicht Dimebon (Reddy, Mao u. Manczak, 2009), N-Acetylcystein (Sandhir u. Mitarb., 2012).

4. **Störung von Transportvorgängen in der Zelle:** In der Zelle erfolgt ein Austausch bzw. ein Transport von Stoffen auch über sog. „Vesikel", d. h. Bläschen. Diese sind von einer Hülle („Membran") umgeben. Das mHTT stört diese Transportvorgänge, auch in den Nervenausstülpungen („Axone").

5. **Verminderte Ausschüttung von Nervenwachstumsfaktoren:** Insbesondere der „brain-derived neurotrophic factor (BDNF)" wird in geringerem Ausmaß hergestellt und der Transport innerhalb der Zelle ist gestört (Zuccato u. Cattaneo, 2014). BDNF spielt eine wichtige Rolle beim Wachstum und Überleben von Nervenzellen. BDNF bindet an „Tyrosinkinase-Rezeptoren (TrkB)" .

   Therapeutischer Ansatz: BDNF direkt ins Gehirn zu bringen, ist nicht so einfach möglich, aber Überlegungen gehen dahin, die Wirkung von BDNF über sog. „TrkB-Agonisten" zu simulieren oder Medikamente zu geben, die die Ausschüttung von BDNF fördern, z. B. Cysteamin (Prundean u. Mitarb., 2014).

6. **Beeinträchtigung der Nervenübertragung an den Nervenverknüpfungen (Synapsen):** Bei der HE ist die Funktion der Nervenverknüpfungen, der sog. „Synapsen", gestört, indem die Nervensignalübertragung durch „zyklisches Adenosinmonophosphat" („cAMP") beeinträchtigt

wird. Dieses „cAMP“ wird durch sog. „Phosphodiesterasen“ abgebaut (Wild u. Tabrizi, 2014).
Therapeutischer Ansatz: Hemmung des Abbaus von „cAMP“ durch Hemmer der „Phosphodiesterasen“ (sog. „Phosphodiesterasehemmer“). Ein solcher Hemmer ist das Medikament „PF-0254920“, das derzeitig in Frankreich klinisch getestet wird (ebd.).

7. **Beeinträchtigung des Ablesens und Übertragens der Erbinformation („Transkription“):** Die Erbsubstanz (DNA, s. o.) ist im Zellkern um bestimmte Eiweißkörper (sog. „Histone“) gewickelt. Um die auf der DNA gespeicherte Erbinformation ablesen zu können, müssen spezielle Enzyme, die „Histon-Deacetylasen“, diese Eiweiße verändern.
Therapeutischer Ansatz: Dieser Prozess („Transkription“) ist bei der HE gestört, sodass Hemmer der „Histon-Deacetylasen“ therapeutisch eingesetzt werden könnten (Coppedè, 2014).
8. **Entzündung des Nervensystems:** Wie auch bei anderen Erkrankungen, z. B. der Parkinson-Erkrankung, kommt es bei der HE zu Entzündungsvorgängen im Gehirn, deren Einfluss auf das Krankheitsgeschehen noch nicht vollständig verstanden ist, die aber gerade auch in frühen Krankheitsstadien der HE bedeutsam sein könnten (Ellrichmann u. Mitarb., 2013). Das mHTT selbst trägt zu dieser Entzündung bei, aber auch die o. g. Beeinträchtigung der Mitochondrien (s. 3.) und der oxidative Stress (s. 1.) fördern die entzündlichen Vorgänge, die am Ende auch zum Zelltod beitragen können.
Therapeutischer Ansatz: Entzündungshemmende Medikamente, z. B. Fumarsäure, die zur Behandlung der Multiplen Sklerose (MS) zugelassen ist (ebd.).

Zusammenfassung

Krankheitsentstehung (Pathophysiologie): Ursache der HE ist eine Veränderung des Erbguts im sog. „Huntingtin-Gen“. Hierdurch wird ein veränderter („mutierter“) Eiweißkörper („Huntingtin“) gebildet, der in der Zelle giftig wirkt und über verschiedene Mechanismen (z. B. die Erhöhung des „oxidativen Stresses“) zunächst zu einer Störung der Funktion von Nervenzellen und schließlich zu deren Tod führt. An verschiedenen Stellen dieser krankhaften Vorgänge kann man mit Medikamenten wirkungsvoll eingreifen oder es liegen zumindest gute Ideen vor, die in absehbarer Zeit zur Entwicklung neuer Arzneien führen könnten (s. Abb. Umschlagseite).

2.4 Wie verläuft die Krankheit (Prognose)?

Ab einer bestimmten Länge der CAG-Wiederholungen (d. h. Repeats der drei Basen **C**ytosin, **A**denin und **G**uanin) im Huntingtin-Gen (s. Kap. 3.1: Grundlagen der Vererbung) spricht man von vollständiger „Penetranz", d. h., dass die HE leider bei jedem Träger auch zum Ausbruch kommt, es sei denn der Patient verstirbt vorher an einer anderen Krankheit oder einem Unfall. Der Verlauf wird aber sehr stark davon beeinflusst, in welchem Alter die Krankheit zum Ausbruch kommt (s. Kap. 2.1: Krankheitszeichen). In der Regel ist der Verlauf umso gravierender, je früher die Krankheit auftritt, also bei der Westphal-Variante, die schon im Jugendalter zu Beschwerden führt, am schwersten. Wann die HE ausbricht, hängt u. a. von dem Ausmaß der Veränderungen im Huntingtin-Gen ab. Je länger die sog. „CAG-Wiederholungen" in dem veränderten Huntingtin-Gen, desto früher bricht die Krankheit – statistisch gesehen – aus (Lee u. Mitarb., 2012; Trottier, Biancalana u. Mandel, 1994). Diesen Zusammenhang verdeutlicht Abb. 3. Einschränkend muss gesagt werden, dass die Zahl der CAG-Wiederholungen nur etwa zu 70 % die Varianz des Erkrankungsalters erklärt (Loosekoot u. Mitarb., 2013). Wichtigste Ursache hierfür sind vermutlich noch andere Gene („Modifier"), die einen Einfluss darauf nehmen, wann und wie sich die Mutation im Huntingtin-Gen auswirkt (Gusella, MacDonald u. Lee, 2014). Moderne Unter-

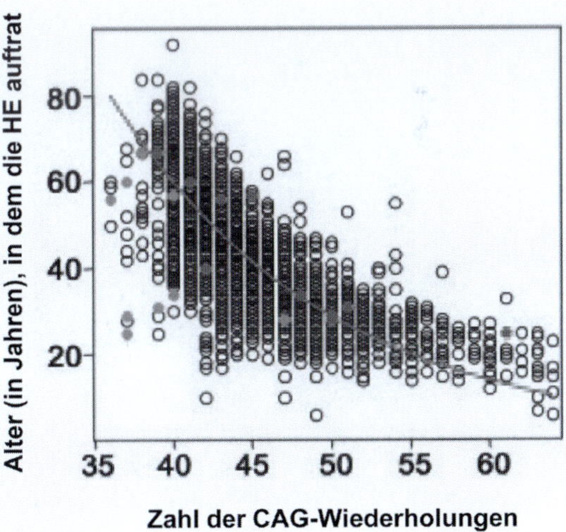

Abb. 3
Zusammenhang zwischen der Länge der CAG-Wiederholungen im veränderten Huntingtin-Gen und dem Alter, in dem die Krankheit ausbricht. Je mehr CAG-Wiederholungen im Huntingtin-Gen nachgewiesen wurden, desto früher brach die Krankheit aus. (Quelle: modifizierte Abbildung nach Lee u. Mitarb., 2012).

suchungsverfahren wie z. B. Verlaufsuntersuchungen in der Magnetresonanztomografie (z. B. Größenabnahme in den Basalganglien des Gehirns) erlauben möglicherweise eine bessere Vorhersage des Krankheitsverlaufs, stehen jedoch (noch) nicht in der Breite zur Verfügung (Paulsen u. Mitarb., 2014).

Wichtig zu wissen ist, dass bereits 10 bis 15 Jahre vor Ausbruch der eigentlichen HE leichte Krankheitszeichen und auch schon Schäden am Gehirn, v. a. im Streifenkörper (Basalganglien, s. Abb. 2), nachweisbar sind (Chandra, Johri u. Beal, 2014). Dies unterstreicht die Bedeutung einer möglichst früh einsetzenden Therapie. Mangels zugelassener Medikamente stehen hierfür derzeitig nur Nahrungsergänzungsmittel (s. Kap. 4.2.1: Nahrungsergänzungsmittel – Nutzen und Risiken) zur Verfügung.

Die mittlere Überlebenszeit beträgt nach Feststellung der Diagnose 15 bis 20 Jahre (Lücking u. Mitarb., 2013). Der Tod kann durch Komplikationen eintreten, wie z. B. Verschlucken von Nahrung mit nachfolgender Lungenentzündung („Aspirationspneumonie"). In einer italienischen Studie starben die Patienten im Mittel mit etwa 57 Jahren, die Standardabweichung war mit etwa 15 Jahren aber groß und es zeigte sich, dass die Patienten eher starben, wenn die Erkrankung früh ausbrach und sich lange CAG-Wiederholungen fanden (Rinaldi u. Mitarb., 2012).

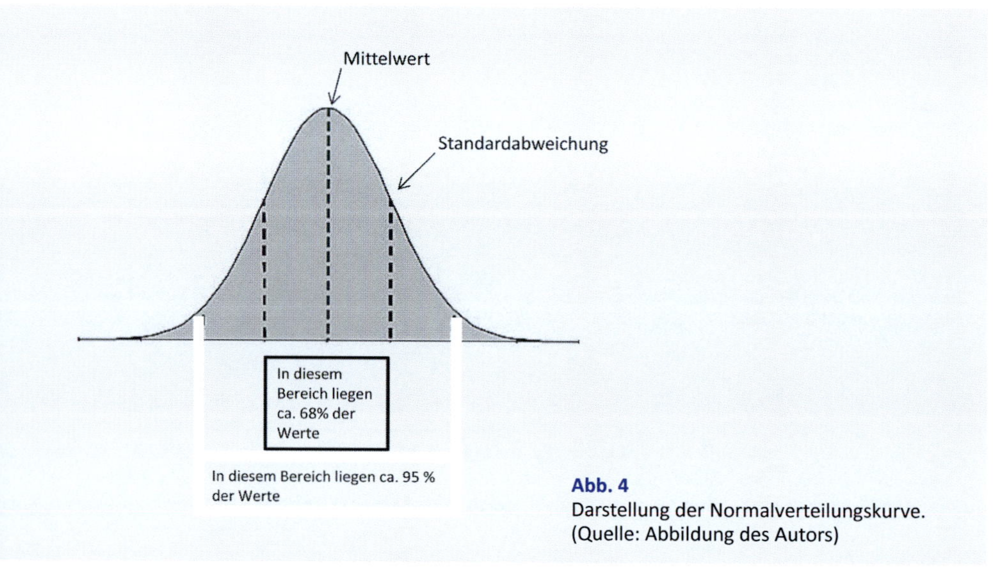

Abb. 4
Darstellung der Normalverteilungskurve.
(Quelle: Abbildung des Autors)

An dieser Stelle möchte ich kurz auf Fragen der Statistik eingehen. Wenn Sie einen Mittelwert von 57 Jahren lesen, bedeutet dies für das konkrete Einzelschicksal wenig, denn der Mittelwert ist ein Durchschnittswert aller Patienten. Um diesen Mittelwert herum „streuen" die ermittelten Werte, wobei die Standardabweichung ein statistisches Maß für diese Streuung ist. Etwa 68 % aller Werte liegen in einem Bereich, der eine Standardabweichung oberhalb und unterhalb des Mittelwertes umfasst (s. Abb. 4). In der zitierten Studie lag die Standardabweichung bei 15 Jahren, d. h. 68 % der Patienten starben in einem „Alterskorridor" von 42 bis 72 Jahren. Optimistisch ausgedrückt bedeutet dies, dass immerhin 16 % der Patienten (also etwa jeder Sechste) älter als 72 Jahre wurden. Es muss ganz deutlich gesagt werden, dass solche statistischen Werte nichts über das einzelne Schicksal aussagen und ein Mittelwert von 57 Jahren keineswegs bedeutet, dass Sie oder Ihre Angehörigen nur so alt werden können! Im Übrigen sei darauf verwiesen, dass die verfügbaren Studien zur Lebenserwartung im Wesentlichen unbehandelte Patienten und ihre Krankheitsverläufe betrachtet haben. Gerade durch die Entwicklung neuer Medikamente besteht die berechtigte Hoffnung, dass solche Daten hoffentlich bald als überholt angesehen werden können.

Im Zusammenhang mit dem Krankheitsverlauf tauchen oft auch Fragen nach der „richtigen" Lebensführung auf und ob man etwas tun kann, um die HE günstig zu beeinflussen. Passivität, also sich aus den Anforderungen des Alltags herauszuhalten, hat vermutlich einen ungünstigen Einfluss, denn Passivität kann zu einem früheren Auftreten von Krankheitszeichen beitragen (Trembath u. Mitarb., 2010). Daher kann ich Betroffenen nur den Rat geben, so „normal" wie eben möglich zu leben und sich den Herausforderungen des Alltags zu stellen, so lange es eben geht! Betroffene sollten keineswegs „in Watte gepackt" werden!

Alkohol-, Drogen- und Tabakmissbrauch können übrigens dazu beitragen, dass die HE früher ausbricht (Byars u. Mitarb., 2012).

Zusammenfassung

Krankheitsverlauf (Prognose): Die HE tritt umso früher auf und verläuft umso schwerer, je länger die Veränderungen („CAG-Wiederholungen") im Huntingtin-Gen sind. Allerdings handelt es sich hierbei um statistische Aussagen, die nicht vollständig auf das konkrete Einzelschicksal anwendbar sind.

3 Wie kann man die Huntington-Erkrankung feststellen?

3.1 Grundlagen der Vererbung

Leider ist die HE vererbbar, was erhebliche Auswirkungen auf betroffene Familien hat. Es handelt sich um eine sogenannte „autosomal-dominante Erkrankung" (Rieß, 1998). Was heißt das? „ Autosomal" bedeutet, dass sich das für die Entstehung der Krankheit verantwortliche Gen auf einem Nicht-Geschlechts-Chromosom, nämlich auf dem Chromosom Nr. 4, befindet. Das Geschlecht der Kinder hat also wegen des „autosomalen" Erbgangs keinerlei Einfluss auf das Risiko, die HE zu erben.

Alle Chromosomen und damit Erbanlagen sind paarig angelegt, wobei eine Erbanlage vom Vater und eine von der Mutter stammen. Der Begriff „dominant" meint, dass bereits eine veränderte Erbanlage, also ein „krankes" Gen ausreicht, um die Erkrankung zu vererben. Dies bedeutet, dass Kinder von Huntington-Erkrankten, die „heterozygot" sind (d. h. jeweils ein gesundes und ein krankes Gen in sich tragen), ein 50-prozentiges Risiko haben, die Krankheit zu erben. Ist ein Huntington-Erkrankter „homozygot" (d. h. beide Chromosomen Nr. 4 tragen ein krankes Gen), erben die Kinder leider mit 100-prozentiger Gewissheit die

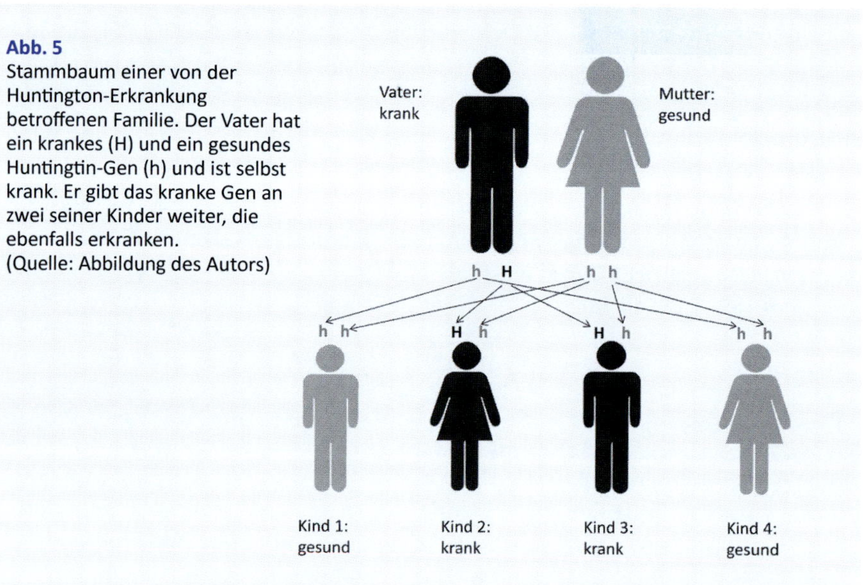

Abb. 5
Stammbaum einer von der Huntington-Erkrankung betroffenen Familie. Der Vater hat ein krankes (H) und ein gesundes Huntingtin-Gen (h) und ist selbst krank. Er gibt das kranke Gen an zwei seiner Kinder weiter, die ebenfalls erkranken.
(Quelle: Abbildung des Autors)

Erkrankung. Ein typischer Stammbaum ist in Abb. 5 dargestellt. Auf die genetische Testung und die Voraussetzungen wird im folgenden Kapitel eingegangen. Es gelang übrigens erst im Jahr 1993, das für die HE verantwortliche „Huntingtin-Gen" exakt zu identifizieren (Huntington's Disease Collaborative Research Group, 1993). Es befindet sich auf dem kurzen Arm des Chromosoms Nr. 4, die genaue Region wird von Genetikern mit „4p16.3" beschrieben. Die genetische Veränderung besteht in einer Wiederholung von drei Basen („Trinukleotid", auch als „Codon" bezeichnet) im „Exon 1" des Gens. Diese drei Basen, die Buchstaben des genetischen Codes entsprechen, bestehen aus Cytosin (C), Adenin (A) und Guanin (G). Zusammengefasst ergeben sie das „Triplett" CAG, das sich wiederholt und dafür sorgt, dass die Aminosäure Glutamin an das zu bildende Huntingtin-Eiweiß angegliedert wird (das mHTT weist dann eine zu lange Glutaminkette auf, man spricht von einer „Polyglutamin-Expansion"). Daher wird die HE auch als „Trinukleotid-Repeat-Erkrankung" bezeichnet, d. h. die drei Basen wiederholen sich häufig. In der genetischen Testung wird nun untersucht, wie oft sich das CAG in dem Genabschnitt wiederholt. Dies hat eine erhebliche Bedeutung für die Frage, ob überhaupt eine HE ausbricht oder nicht (Tab. 2):

Zahl der CAG-Wiederholungen (Repeats)	Bedeutung für den Betroffenen
6–35	Kein Risiko für das Auftreten einer HE („Normalbefund")
36–39	„Graubereich", kein Auftreten der HE oder aber Erkrankung im höheren Lebensalter (unvollständige Penetranz)
40 und mehr	100 % Wahrscheinlichkeit, dass die HE ausbricht (volle Penetranz).

Tab. 2 Zusammenhang zwischen Zahl der CAG-Wiederholungen und Auftreten der HE (Dorsey u. Mitarb., 2012; Losekoot u. Mitarb., 2013)

Die Zahl der festgestellten CAG-Wiederholungen („Repeats") hat auch erhebliche Bedeutung für das Erkrankungsalter und den Verlauf der HE (s. Kap. 2.4: Wie verläuft die Krankheit?), wenngleich sie für sich alleine keine zuverlässige Vorhersage ermöglicht!
Leider tendieren diese CAG-Wiederholungen dazu, sich von Generation zu Generation zu verlängern, bedingt durch eine Instabilität während der Keimzellentwicklung („meiotische Instabilität") (Rieß, 1998), und sind häufiger bei

Vererbung durch den Vater (vor allem bei älteren Vätern) als durch die Mutter zu beobachten (Losekoot u. Mitarb., 2013). Es handelt sich hierbei zwar nicht um ein zwingendes „Naturgesetz", denn man beobachtet Familien, in denen die CAG-Länge über mehrere Generationen gleich bleibt, aber es erklärt die sog. „Antizipation". Dies bedeutet, dass in nachfolgenden Generationen Krankheitszeichen – mit zunehmender Länge der CAG-Wiederholungen – früher auftreten können. Generell kann man sagen, dass die Antizipation umso stärker ausgeprägt ist, je länger die CAG-Repeats sind (ebd.). Die meiotische Instabilität erklärt auch, warum in betroffenen Familien die HE über Generationen unbekannt ist und sie sich bei zunehmender Zahl der Wiederholungen (s. Tab. 2) irgendwann bei einem Familienangehörigen erstmalig zeigt. Daher schließt eine negative Familiengeschichte für HE nicht aus, dass ein unter einer Bewegungsstörung leidender Patient doch daran erkrankt ist. Nur mit einer genetischen Testung kann Gewissheit darüber erlangt werden, ob jemand diese Erbanlage in sich trägt oder nicht (s. Kap. 3.2: Genetische Testung).

Zusammenfassung

Grundlagen der Vererbung: Die HE ist eine erbliche Erkrankung. Sie wird „dominant" weitergegeben, d. h. bereits ein krankes Huntingtin-Gen in einem Genpaar reicht aus, um die Krankheit zu bekommen. Nachkommen haben in diesem Fall ein 50-prozentiges Risiko, die HE zu erben.

3.2 Genetische Testung – Voraussetzungen, der „richtige" Zeitpunkt, Kinderwunsch

Wie bereits dargestellt, kann man nur mit der genetischen Testung zweifelsfrei klären, ob die Anlage für die HE vorhanden ist oder nicht. Doch ganz so einfach ist es nicht, die Testung durchführen zu lassen, und das ist auch gut so. In Deutschland existiert seit 2010 eines der restriktivsten Gendiagnostikgesetze (GenDG) weltweit (http://www.gesetze-im-internet.de/gendg/index.html). Das Ziel des GenDG ist es, eine genetische Diskriminierung zu verhindern und das Recht des Einzelnen auf informationelle Selbstbestimmung zu wahren. Dies bedeutet, dass man sowohl das Recht hat, die eigenen genetischen Befunde zu kennen (Recht auf Wissen) als auch das Recht, diese nicht zu kennen (Recht auf Nichtwissen).

Das GenDG regelt u. a., dass

a) genetische Untersuchungen nur nach rechtsgültiger Einwilligung bei Volljährigen durchgeführt werden können. Tests bei nicht einwilligungsfähigen Patienten, Ungeborenen, Kindern oder Jugendlichen dürfen nur unter strengen Auflagen vorgenommen werden.

b) grundsätzlich eine genetische Beratung durch einen besonders qualifizierten Arzt (Facharzt für Humangenetik oder mit der Zusatzbezeichnung „fachgebundene genetische Beratung“) vor einer Testung vorgenommen werden muss. Hierbei ist zwischen einer „prädiktiven“ und einer Untersuchung zu „diagnostischen“ Zwecken zu unterscheiden. „Prädiktiv“ ist ein Test immer dann, wenn die zu testende Person (noch) gesund ist, „diagnostisch“ hingegen heißt, dass bereits eine Erkrankung besteht. Bei prädiktiven Tests ist die Beratung zwingend, bei diagnostischen Untersuchungen (z. B. im Krankenhaus) muss sie zumindest angeboten werden. Diese genetische Beratung ist schon deswegen sinnvoll, weil ein Gentest nicht nur für die betroffene Person, sondern für ihre ganze Familie lebensverändernde Auswirkungen haben kann!

c) der Arbeitgeber oder Versicherungen (z. B. Lebens- oder Krankenversicherungen) weder genetische Testungen verlangen noch das Ergebnis erfragen dürfen.

Es versteht sich von selbst, dass genetische Befunde mit äußerster Sorgfalt und unter Einhaltung der ärztlichen Schweigepflicht vertraulich zu behandeln sind. Die Ergebnisse muss der Arzt dem Patienten persönlich mitteilen und darf sie nur nach ausdrücklicher, schriftlich erteilter Einverständniserklärung durch den Patienten weitergeben.

Der Ablauf der genetischen Testung ist i. d. R. wie folgt:

1. Zunächst erfolgt ein Erstgespräch mit dem Facharzt, der den Test veranlassen soll. Dabei wird die Vorgeschichte, auch der Familie, erfragt. Außerdem geht es um die Vermittlung von Informationen über die Erkrankung sowie deren Erbgang und die Erkrankungsrisiken. Der Arzt informiert über den Test und seine Aussagekraft sowie über die Konsequenzen der Ergebnisse für andere Familienmitglieder. Wichtig zu wissen ist, dass bei dem Erstgespräch noch keine Blutentnahme durchgeführt wird.
2. Während der Vorbereitungsphase (mindestens vier Wochen Bedenkzeit) sollte der Ratsuchende mit einem in der Huntington-Diagnostik

erfahrenen psychologischen oder ärztlichen Psychotherapeuten Kontakt aufnehmen. Dieser sollte Termine verfügbar haben, sodass auch Folgegespräche vor und nach dem Testergebnis möglich sind. Bei der Suche nach einem geeigneten Therapeuten kann Ihnen der Arzt sicher helfen. Es soll geklärt werden, ob der Ratsuchende bereit für den Test und ausreichend stabil ist, um mit dem Ergebnis umgehen zu können. Außerdem sollte sich der Ratsuchende eine Vertrauensperson (Ehepartner, Bekannter, Verwandter) auswählen, die ihn während des ganzen Ablaufs begleitet.

3. Die Blutentnahme erfolgt erst dann, wenn eine Vertrauensperson zur Verfügung steht und der Psychotherapeut „grünes Licht" gegeben hat. In der Regel dauert es dann zwei bis drei Wochen, bis die Ergebnisse des genetischen Tests vorliegen. Sollte das Ergebnis „positiv" sein, d. h. die Krankheitsanlage für eine HE festgestellt werden, ist zur Sicherheit und Bestätigung (um eine Probenverwechslung auszuschließen) ein zweiter Test anzuraten.

Wann ist der richtige Zeitpunkt für den Test gekommen? Das kann nur der Betroffene selbst beantworten. Wichtig ist, dass er sich dabei nicht unter Druck setzt und erst dann den Test durchführen lässt, wenn er mit dem Ergebnis „leben" kann. Sicher macht es Sinn, über einen Test nachzudenken, wenn ein Kinderwunsch besteht. Das „Recht auf Nichtwissen", das auch im GenDG verankert ist, ist allerdings ein hohes Rechtsgut. Ich kenne aus meiner ärztlichen Tätigkeit viele Menschen, die es lieber „nicht so genau" wissen wollen, ob sie das Risiko haben, eine HE zu erleiden. Stattdessen möchten sie lieber so lange wie möglich unbeschwert leben, ohne an diese Bürde denken zu müssen. Andererseits gibt es auch Menschen, die den Test lieber sofort und ohne Wartezeit durchführen lassen würden, um unmittelbar Klarheit zu erhalten. Auch das ist verständlich, aber die o. g. „Regeln" vor einer Testung sollten dennoch eingehalten werden, denn ein Test kann nicht nur das Leben des Ratsuchenden, sondern auch das der Familienangehörigen dramatisch „umkrempeln". Daher rate ich immer dazu, den Test wirklich erst dann zu machen, wenn alle möglichen Konsequenzen bedacht sind und eine psychotherapeutische Unterstützung sichergestellt ist.

Was den Kinderwunsch bei HE-Betroffenen anbelangt, muss ich darauf hinweisen, dass eine vorgeburtliche Diagnostik gemäß § 15 (2) GenDG bei Erkrankungen, die erst nach dem 18. Lebensjahr ausbrechen werden (zu denen auch die HE gehört), generell nicht zulässig ist. Damit ist die früher geübte Praxis, sich nach dem Ergebnis einer vorgeburtlichen Diagnostik für einen Schwangerschaftsabbruch zu entscheiden, in Deutschland nicht mehr möglich. Ich hörte von Patientinnen, die daraufhin diese vorgeburtliche Testung (Blutabnahme bei der Mutter) in Nachbarländern (z. B. den Niederlanden) durchführen ließen. Grundsätzlich ist in Deutschland aber die sog. „Präimplantationsdiagnostik" (PID) möglich. Die PID ist gemäß Präimplantationsdiagnostikgesetz (PräimpG) aus dem Jahr 2011 in engen Grenzen zugelassen, wenn aufgrund der genetischen Disposition der Eltern oder eines Elternteils eine schwerwiegende Erbkrankheit beim Kind wahrscheinlich ist, was bei der HE ohne jeden Zweifel der Fall ist. Das Verfahren sieht u. a. eine medizinische und psychosoziale Beratung durch fachlich geschulte Ärzte, das positive Votum einer Ethikkommission und die Durchführung der PID nur in lizenzierten Zentren vor, die über den Bundesverband Reproduktionsmedizinischer Zentren Deutschlands (www.repromed.de) erfragt werden können. Leider besteht für die gesetzlichen wie privaten Krankenversicherungen keine Verpflichtung, die Kosten für eine PID und die nachfolgende künstliche Befruchtung zu übernehmen (Landessozialgericht Baden-Württemberg, Az.: L 4 KR 5058/12), dennoch lohnt sich ein Kostenübernahmeantrag bei der Krankenkasse.

Zusammenfassung

Genetische Testung: Ein Gentest betrifft nicht nur den Einzelnen, sondern seine ganze Familie. Daher will er gut überlegt sein. Er kann erst bei Volljährigen durchgeführt werden. Nach einer Beratung hat man mindestens vier Wochen Bedenkzeit, erst dann darf der Test durchgeführt werden.

3.3 Ausschluss anderer Erkrankungen und weitere Diagnostik (Differenzialdiagnostik)

Wie bereits ausgeführt, kann nur der genetische Test letzte Sicherheit bieten. Dieser sollte immer dann erwogen werden, wenn es in der Familie HE-Fälle gegeben hat. Aber auch wenn es keine Auffälligkeiten in der Familie gibt, kann ein genetischer Test in Betracht gezogen werden, wenn es keine Hinweise für andere Erkrankungen gibt, die z. B. eine Chorea (s. Kap. 2.1: Krankheitszeichen) erklären können (Deutsche Gesellschaft für Neurologie [DGN], 2011).

Es gibt eine Vielzahl von Erkrankungen, die Krankheitszeichen wie bei einer HE hervorrufen können, ohne dass tatsächlich eine HE vorliegt, z. B. bei Schilddrüsenerkrankungen (Rollnik, 2009) oder Hirntumoren in den Basalganglien (Rollnik, Winkler und Ganser, 2003).

Folgende Erkrankungen können Symptome wie bei einer HE auslösen (DGN, 2011):

a) Erbliche Krankheiten, z. B. die Wilson-Erkrankung (eine Kupfer-Stoffwechselstörung).
b) Autoimmunerkrankungen, z. B. die „Chorea minor“ (die vor allem bei Kindern nach einer Infektion mit Streptokokken z. B. durch eine Mandelentzündung auftritt und bei der sich Antikörper gegen Basalganglien bilden können), oder die in der Schwangerschaft auftretende „Chorea gravidarum“.
c) Durch bösartige Neubildungen ausgelöste Erkrankungen (sog. „paraneoplastische Erkrankungen“), z. B. bei Lungen- („kleinzelliges Bronchialkarzinom“), Brust- oder Eierstockkrebs.
d) Infektiöse Erkrankungen, z. B. Entzündungen des Gehirns durch HIV oder Masernviren.
e) Direkte Schädigungen der Basalganglien des Gehirns, z. B. durch Schlaganfälle, Blutungen oder Tumoren.

Nur ein Facharzt für Neurologie kann die entsprechenden Untersuchungen durchführen bzw. veranlassen, um andere Erkrankungen als eine HE ausschließen zu können. Dazu gehören eine körperliche und psychiatrische Untersuchung, Labortests und eine Bildgebung (i. d. R. eine Magnetresonanztomografie des Kopfes), ggfs. auch eine Untersuchung des Nervenwassers und der Nervenleitung.

Zusammenfassung

Ausschluss anderer Erkrankungen: Viele andere Erkrankungen können Krankheitszeichen wie bei der HE hervorrufen. Letzte Sicherheit, ob man betroffen ist oder nicht, kann allein der Gentest bieten.

4 Behandlungsmöglichkeiten – Licht am Horizont!

„Was wäre das Leben ohne Hoffnung?
Es lebte nichts, wenn es nicht hoffte."
(Friedrich Hölderlin, 1770–1843)

Bereits in der Einleitung habe ich versucht, Hoffnung zu machen, dass in den kommenden Jahren wirkungsvolle Therapien zur Verfügung stehen werden. Diese Hoffnung ist mehr als berechtigt, denn große Pharmafirmen sind mit viel Geld in der Forschung aktiv und führen sogar bereits klinische Studien durch. Ich nenne hier exemplarisch Pfizer mit PF-0254920, einem Phosphodiesterasehemmer (s. Kap. 2.3: Entstehung der Krankheit), und Teva Pharmaceuticals, die aktuell Pridopidin, ein gegen Bewegungsstörungen gerichtetes Medikament, klinisch testen. Der Reiz für viele Pharmafirmen, sich mit der HE zu befassen, liegt in einem vereinfachten Zulassungsverfahren und anderen Anreizen für Medikamente bei seltenen Erkrankungen („Orphan Drugs") durch die europäische und US-amerikanische Arzneimittelbehörde.
Viele der in den folgenden Kapiteln genannten Medikamente sind nicht für die Behandlung der HE in Deutschland zugelassen, die „Nahrungsergänzungsmittel" (z. B. Coenzym Q10) werden auch nicht als Arzneimittel angesehen. Daher gibt es nicht selten Ärger mit der (gesetzlichen) Krankenversicherung. Das Bundesverfassungsgericht hat aber in einer Entscheidung vom 06.12.2005 (Az.: 1 BvR 347/98) festgestellt, dass bei einer „lebensbedrohlichen oder regelmäßig tödlichen Erkrankung" (dies ist die HE ohne jeden Zweifel), für die „eine allgemein anerkannte, dem medizinischen Standard entsprechende Behandlung nicht zur Verfügung steht", die Krankenversicherung leisten muss, „wenn eine nicht ganz entfernt liegende Aussicht auf Heilung oder auf eine spürbare positive Einwirkung auf den Krankheitsverlauf besteht". Dies stärkt die Rechte von Betroffenen ganz erheblich und mit dem Verweis auf dieses höchstrichterliche Urteil sollten Sie versuchen, eine Kostenübernahme durch die Krankenversicherung – nötigenfalls mit rechtsanwaltlicher Unterstützung – zu erreichen!

4.1 Behandlung der Krankheitszeichen (symptomatische Therapie) – Therapien gegen die Bewegungsstörung und die psychischen Krankheitszeichen

4.1.1 Medikamente gegen die Bewegungsstörung

Die Darstellung orientiert sich an den Leitlinien der DGN (2011) und der American Academy of Neurology – AAN (Armstrong u. Miyasaki, 2012), die Angaben sind jedoch ohne Gewähr. Grundsätzlich erfordern alle genannten Medikamente die Beratung und Verordnung durch einen approbierten Arzt.

Bei der HE sind mehrere Nervenüberträgerstoffe vor allem in den Basalganglien des Gehirns im Ungleichgewicht: Stark vereinfacht gesagt findet sich ein Übergewicht der aktivierend wirkenden Nervenüberträgerstoffe Dopamin und Glutamat (bindet an NMDA-Rezeptoren, s. Kap. 2.3: Entstehung der Krankheit). Für die Bewegungsstörung Chorea wird vor allem ein Überschuss von Dopamin verantwortlich gemacht, daher wirken Medikamente, die bestimmte Dopamin-Rezeptoren blockieren oder die Dopamin-Freisetzung regulieren, gegen solche unwillkürlichen Bewegungen. Aus dieser Medikamentengruppe sind in Deutschland Tetrabenazin und Tiaprid zur Behandlung bei der HE zugelassen. Diese Medikamente dämpfen die Bewegungsunruhe, führen aber andererseits auch zu Nebenwirkungen wie zu starker Beruhigung (bis hin zur Teilnahmslosigkeit), Parkinson-ähnlichen Beschwerden (Bewegungsverarmung und Steifigkeit der Arme und Beine), Depressivität und Schlafstörungen. Immerhin soll Tetrabenazin auch einen nervenzellschützenden („neuroprotektiven“) Effekt haben (Lauterbach, 2013). In den Empfehlungen werden als Alternativen die sog. „atypischen Neuroleptika“, z. B. Risperidon (als Depotinjektion) und Clozapin, der NMDA-Rezeptor-Antagonist Amantadin (s. Kap. 2.3) sowie die ansonsten in der Behandlung der Epilepsie verwendeten Medikamente Valproat und Levetiracetam genannt. In der amerikanischen Empfehlung wird auch noch das in der Behandlung der Amyotrophen Lateralsklerose (ALS) eingesetzte Riluzol aufgeführt, das der Glutamat-vermittelten Exzitotoxizität[1] (s. Kap. 2.3) entgegenwirkt, wenngleich eine große deutsche Studie einen negativen Effekt gezeigt hat (Landwehrmeyer u. Mitarb., 2007). Beim Amantadin sind als Nebenwirkungen die Gefahr der Ent-

1 Exzitotoxizität (vom lateinischen excitare = antreiben und griechischen toxikon = Gift) bezeichnet in den Neurowissenschaften das Phänomen, dass bei der Reizüberflutung so viele Neurotransmitter ausgeschüttet werden, dass ein programmierter Zelltod in den Nervenzellen ausgelöst wird. Greift dieser Prozess immer weiter um sich, können größere Hirngebiete geschädigt werden und absterben.

stehung einer Psychose (s. Kap. 2.1.2: Geistige [psychische] Krankheiten) sowie Schlafstörungen (v. a. bei einer Einnahme nach 14:00 Uhr) zu nennen. Beim Riluzol muss v. a. auf eine Schädigung der Leber geachtet werden. Amantadin und Riluzol, die in der Leitlinie der AAN empfohlen werden, sind in Deutschland für die HE nicht zugelassen, sodass der Arzt sie nur „off-label“[2], also außerhalb der Zulassung, verordnen kann.

Substanz	Handelsnamen (Beispiele)	Dosierung
Tetra-benazin	Nitoman 25 mg, Tetmodis 25 mg	2 x 12.5 mg (2 x ½ Tbl.) bis zu 3 x 75 mg (3 x 2 Tbl.), maximale Tagesdosis 200 mg
Tiaprid	Tiaprid-neuroxpharm 100/200 mg, Tiaprid-ratiopharm 100 mg	2 x 50 mg bis 4 x 300 mg, empfohlene Tagesdosis 1000 mg, in einer Studie wurden bis zu 3000 mg pro Tag eingesetzt
Amantadin	Amantadin-neuraxpharm 100/200 mg, Amantadin ratiopharm 100 mg, PK-Merz 100/150 mg	300–400 mg Tagesdosis

Tab. 3 Dosierung von Tetrabenazin, Tiaprid und Amantadin

Grundsätzlich sollte man bei der Verordnung von Tiaprid und Tetrabenazin aufgrund des Nebenwirkungspotenzials (Parkinson-ähnliche Beschwerden) zurückhaltend sein, bei schwerer Chorea haben sie aber einen festen Stellenwert.

In der Diskussion sind auch Cannabinoide, d. h. Medikamente, die aus Inhaltsstoffen der Cannabis-Pflanze (Hanf) entwickelt wurden (Fernández-Ruiz u. Mitarb., 2013; Koppel u. Mitarb., 2014; Sagredo u. Mitarb., 2012). Ein Extrakt aus der Pflanze Cannabis sativa (Sativex) wurde in Deutschland für die Behandlung der mittelschweren bis schweren Spastik bei Multipler Sklerose (MS) 2011 zugelassen.

Nabilon, ein synthetisches Cannabinoid, wird in den amerikanischen Empfehlungen zur Behandlung der Chorea erwähnt, jedoch nicht generell empfohlen (AAN, Armstrong u. Miyasaki, 2012). Auch wenn die Studienlage eine allgemei-

2 Der sogeannte „off-label-Use“ meint die Verordnung eines zugelassenen Fertigarzneimittels außerhalb des in der Zulassung beantragten und von den nationalen oder europäischen Zulassungsbehörden genehmigten Gebrauchs hinsichtlich der Anwendungsgebiete und -arten, Dosierungen oder Patientengruppen.

ne Empfehlung für die HE nicht zulässt, haben sich Cannabinoide bei vielen Bewegungsstörungen, z. B. dem Tourette-Syndrom (Müller-Vahl, 2013), bewährt. Cannabinoide beeinflussen nicht nur die Symptome, sondern sie wirken (im Tierversuch) auch dem Zelltod, v. a. im Streifenkörper (Teil der Basalganglien), entgegen (Pietropaolo u. Mitarb., 2015), indem sie gegen oxidativen Stress[3], Exzitotoxizität und Entzündungen wirken (s. Kap: 2.3: Entstehung der Krankheit). Ich selbst habe das vom Tetrahydrocannabinol (dem wichtigsten medizinischen Inhaltsstoff des Hanfs) abgeleitete Dronabinol bereits erfolgreich bei einigen HE-Patienten eingesetzt, und zwar mit nur geringen Nebenwirkungen. Dronabinol kann vom Arzt auf einem Betäubungsmittel-Rezept (BtM) verordnet werden, und zwar wie folgt: „500 mg Dronabinol in 20 g öliger Lösung (entspricht 2.5 % Dronabinol-Lösung)".

Die Lösung wird dann in der Apotheke zubereitet. 1 Tropfen entspricht etwa 0.7 mg Dronabinol. Bei der Behandlung (z. B. von Tics bei Tourette-Syndrom) haben sich 2–3 x 2.5 mg pro Tag (Höchstdosis 20–30 mg pro Tag) bewährt, also 2–3 x 3–4 Tropfen. Ein derzeitig in meiner Behandlung befindlicher 38-jähriger Patient mit ausgeprägter Chorea ist mit 3 x 4 Tropfen pro Tag sehr gut eingestellt, nachdem Tiaprid nur eine äußerst unzureichende Wirkung gezeigt hatte.

Die „Nahrungsergänzungsmittel" Coenzym Q10, Kreatin und Omega-3-Fettsäuren (s. Kap. 4.2.1: Nahrungsergänzungsmittel – Nutzen und Risiken) werden in der amerikanischen Empfehlung zur Behandlung der Chorea zwar nicht empfohlen, aber „ein moderater Effekt kann nicht ausgeschlossen werden" (AAN, 2012). Meiner Erfahrung nach kann hoch dosiertes Coenzym Q10 (wie in der amerikanischen PREQUEL-Studie verwendet, z. B. 2400 mg pro Tag, s. Kap. 4.2: Therapien, die den Krankheitsverlauf beeinflussen könnten) gerade zu Beginn der HE choreatische Beschwerden bessern. Seine Bedeutung hat Coenzym Q10 aber v. a. in der Wirkung auf oxidativen Stress und die Mitochondrien (s. Kap. 2.3: Entstehung der Krankheit).

Auf welches Medikament welcher Patient am besten anspricht, lässt sich nicht einfach vorhersagen, es kommt auf die Erfahrung des Arztes an und nicht selten ist es eine Frage von „Versuch und Irrtum". In jedem Fall sollte sich der Betroffene in die Behandlung eines erfahrenen Arztes begeben. Dabei hat es sich bewährt, Spezialisten, v. a. an Huntington-Zentren, aufzusuchen, aber auch einen

3 Oxidativer Stress bezeichnet eine Stoffwechsellage, bei der die normale Menge an reaktiven Sauerstoffverbindungen überschritten ist. Die normale Reparatur- und Entgiftungsfunktion der Zelle ist überfordert und das kann Schädigungen nach sich ziehen.

guten Neurologen in der Nähe zu haben, der eine kontinuierliche Begleitung im Alltag sicherstellen kann.

Mehrere neue Medikamente befinden sich in der klinischen Prüfung. In der klinischen Testung in Nordamerika ist zurzeit das Medikament Pridopidin (Huntexil, Fa. Teva Pharmaceuticals), das aus der Medikamentengruppe der sog. „Dopidine“ stammt. Hierbei handelt es sich um Substanzen, die stabilisierend auf das Dopamin-System wirken und so eine überschießende Freisetzung von Dopamin verhindern. Pridopidin scheint besser verträglich zu sein als Tiaprid oder Tetrabenazin und nicht nur unwillkürliche Bewegungen zu hemmen, sondern auch willkürliche Bewegungen zu verbessern (Kieburtz u. Mitarb., 2013).

Neuartig ist auch das Medikament Dutetrabenazin (Fa. Auspex Pharmaceuticals), ein Abkömmling des Tetrabenazins (s. o.), das in den USA klinisch getestet wird. Es handelt sich hier um einen sog. „VMAT-2-Hemmer“. VMAT-2 ist in der Zelle dafür verantwortlich, Nervenüberträgerstoffe wie Dopamin zu transportieren (Gros u. Schuldiner, 2010). Dutetrabenazin wirkt einer übermäßigen Freisetzung und Wiederaufnahme u. a. von Dopamin und damit der Bewegungsstörung Chorea entgegen.

Schließlich ist noch das Medikament PF-0254920 (Fa. Pfizer) zu nennen, das in Frankreich klinisch geprüft wird. Es handelt sich um einen Phosphodiesterasehemmer (s. Kap. 2.3: Entstehung der Krankheit), der einen Einfluss auf die Normalisierung der Nervenübertragung und damit die Bewegungsstörung hat. PF-0254920 wirkt auf die Phosphodiesterase 10A (PDE10A), die fast ausschließlich im von der HE besonders schwer betroffenen Streifenkörper des Gehirns vorkommt. Damit wirkt PF-0254920 genau dort, wo es bei der HE gebraucht wird.

Ein Wermutstropfen: Wann mit einer Zulassung von Pridopidin, Dutetrabenazin und PF-0254920 in Deutschland zu rechnen ist, ist leider nicht absehbar.

Zusammenfassung

Medikamente gegen die Bewegungsstörung: In Deutschland sind hierfür die Medikamente Tiaprid und Tetrabenazin zugelassen. Neue Medikamente (Pridopidin, Dutetrabenazin u. a.) sind in der klinischen Testung. Bei unzureichender Wirkung können „off-label“ (also außerhalb der Zulassung) noch andere Mittel, z. B. atypische Neuroleptika oder cannabisartige Medikamente vom Arzt verordnet werden.

4.1.2 Medikamente gegen die psychischen Krankheitszeichen

Die deutsche Leitlinie nennt bei einer Depression folgende Behandlungsmöglichkeiten (DGN, 2011): Empfohlen wird Sulpirid (Dogmatil 400–600 mg pro Tag), das als ein Dopamin-Antagonist auch die Bewegungsstörung (s. Kap. 4.1.1: Medikamente gegen die Bewegungsstörung) günstig beeinflussen kann. Hinsichtlich der Nebenwirkungen gelten die in Kapitel 4.1.1 gemachten Aussagen zu dieser Medikamentengruppe. Bei schweren depressiven Beschwerden werden sog. „Serotoninaufnahmehemmer (SSRI)" genannt, v. a. Venlafaxin (Holl u. Mitarb., 2010). Venlafaxin (z. B. Trevilor, Venlafaxin-ratiopharm) wird zu Beginn der Behandlung mit 75 mg pro Tag dosiert (Maximaldosis 375 mg pro Tag). Ich selbst habe gute Erfahrungen auch mit Citalopram (z. B. Cipramil, Tagesdosis 20–40 mg) und Escitalopram (z. B. Cipralex, Tagesdosis 5–10 mg) gemacht. Zumindest für den Einsatz von Citalopram bei HE liegt eine Studie vor, die bei (allerdings nicht-depressiven) Patienten eine Besserung der Stimmungslage zeigte (Beglinger u. Mitarb., 2014).

Generell abgeraten wird vom Einsatz sog. „trizyklischer Antidepressiva" (z. B. Amitryptilin, Imipramin), weil sie die geistigen und körperlichen Krankheitszeichen verschlimmern können.

Bei Auftreten einer Psychose werden neue, atypische Neuroleptika (s. o.) empfohlen.

Interessanterweise wird bei vielen Medikamenten gegen die psychischen Krankheitsfolgen der HE auch ein schützender Effekt auf Nervenzellen beschrieben (Lauterbach, 2013). Sertralin (Zoloft), ein modernes Antidepressivum (SSRI, s. o.) hat im Tierversuch beispielsweise einen günstigen Einfluss auf die Nervenzellschädigung im Streifenkörper (Basalganglien) gezeigt.

Zusammenfassung

Medikamente gegen die psychischen Krankheitszeichen: Ein Neurologe oder Psychiater kann relativ nebenwirkungsarme Medikamente gegen Depressionen und Psychosen verschreiben, wenn das notwendig sein sollte.

4.2 Therapien, die den Krankheitsverlauf beeinflussen könnten

Während im vorangegangenen Kapitel 4.1 die „symptomatischen" Therapien behandelt wurden, soll es nun um solche Therapien gehen, die den Krankheitsverlauf möglicherweise günstig beeinflussen („modifizieren") können. Viele der genannten Therapien sind (noch) nicht ausreichend am Menschen erforscht und gründen sich lediglich auf theoretische Überlegungen oder Tierversuche. Dennoch habe ich auch solche Behandlungsansätze aufgenommen, damit Sie sich ein umfassendes Bild machen und selbst entscheiden können, ob z. B. Nahrungsergänzungsmittel für Sie oder Ihren Angehörigen infrage kommen oder nicht. Dabei sind Nutzen und Risiken immer sorgfältig gegeneinander abzuwägen.

Wenn es um Therapien geht, die auf den Krankheitsverlauf wirken, muss man auch über genetische Behandlungsansätze reden. Natürlich wäre es wundervoll, wenn man die CAG-Wiederholungen aus dem Huntingtin-Gen einfach herausschneiden und damit die eigentliche Ursache der HE behandeln könnte. So weit ist die Forschung leider noch nicht, aber es gibt sehr erfolgversprechende Ansätze, das Gen bzw. die von ihm erstellten Abschriften (mRNA) „stillzulegen". Ich habe daher „genetischen" Therapien ein eigenes Kapitel (s. Kap. 4.3: Genetische Therapieansätze) gewidmet, auch wenn diese (noch) nicht zur Verfügung stehen. Ich bin aber fest davon überzeugt, dass es in absehbarer Zeit zu einem Einsatz beim Menschen kommt!

4.2.1 Nahrungsergänzungsmittel – Nutzen und Risiken

Nahrungsergänzungsmittel, z. B. Vitamine, werden von vielen Ärzten nicht ernst genommen. In der Tat gibt es aber, z. B. zum Coenzym Q10, mittlerweile recht gute Studien auch für die Anwendung beim Menschen.

Ich verweise auch darauf, dass die REGISTRY-Studie des European Huntington's Disease Network (EHDN) immerhin zeigen konnte, dass bei Patienten, die Nahrungsergänzungsmittel einnahmen, eine höhere geistige Leistungsfähigkeit („better cognitive performance") festzustellen war (Orth u. Mitarb., 2010). Dennoch kann ich nur vor übertriebenen Hoffnungen warnen, denn die Effekte durch Nahrungsergänzungsmittel, insbesondere Antioxidantien, sind vermutlich nicht sehr groß. Zumindest sollten solche Therapien daher so risikoarm sein, dass es – auch bei längerer Einnahme – nicht zu einer Gefährdung kommt. Bei jedem infrage kommenden Mittel habe ich mich daher bemüht, Risiken und Nutzen gegeneinander abzuwägen. Auch sollte bei einem möglicherweise nur geringen Nutzen der oft recht hohe Preis bedacht werden. Im Hinblick auf eine mögliche Kostenübernahme durch die Krankenkasse sei auf das in der Einleitung zu Kapitel 4 (Behandlungsmöglichkeiten – Licht am Horizont) genannte Urteil des Bundesgerichtshofs verwiesen! Ich bin der Überzeugung, dass – solange es keine wirkungsvollen zugelassenen Medikamente bei der HE gibt – die Einnahme von Nahrungsergänzungsmitteln, v. a. in frühen Krankheitsstadien, sinnvoll ist; zumal wir wissen, dass bereits 10–15 Jahre vor Ausbruch der HE ein fortschreitender Nervenzellschaden auftritt (Chandra, Johri u. Beal, 2014). Natürlich ist immer vorauszusetzen, dass es nicht zu relevanten Nebenwirkungen durch eine Einnahme kommt. Denn das erste und wichtigste Prinzip der Heilkunst lautet: „Primum non nocere!" (Zuerst einmal nicht schaden!)

Im Zusammenhang mit Nahrungsergänzungsmitteln gibt es aber noch viele unbeantwortete Fragen:

1. Welches ist die richtige Dosis? Ein Problem vieler negativer Studien mit Nahrungsergänzungsmitteln könnte sein, dass zu niedrige Dosen verwendet wurden.
2. Wann sollten diese Mittel eingenommen werden? Beim Vitamin E gibt es z. B. Hinweise darauf, dass es nur in frühen Krankheitsstadien nutzt, während es in späteren Phasen sogar schaden könnte.
3. Welche Wirkung hat eine kombinierte Einnahme? Nicht wenige Patienten nehmen zwei oder mehr Nahrungsergänzungsmittel ein, z. B. Coenzym Q10 und Grüntee-Extrakt. Es könnte sein, dass sich diese Mittel ergänzen, negative Wechselwirkungen sind aber nicht auszuschließen.

In jedem Fall rate ich dazu, die Therapie mit dem behandelnden Arzt abzustimmen und sich beraten zu lassen. Im Folgenden gehe ich auf die einzelnen Mittel ein.

- Coenzym Q10

Unter allen Nahrungsergänzungsmitteln liegt die beste Studienlage für das Coenzym Q10 (Ubichinon od. engl. ubiquinone) vor. Coenzym Q10 (CoQ10) ist chemisch mit den Vitaminen K und E verwandt und spielt eine wichtige Rolle in den Mitochondrien, den Kraftwerken der Zelle, in denen sich die Atmungskette befindet. Mithilfe dieser Atmungskette gewinnt die Zelle ihre Energie. CoQ10 findet sich in nahezu allen Membranen der Zelle, so auch im Inneren der Mitochondrien, wo es als Antioxidans wirkt. Im Tierversuch gibt es Hinweise darauf, dass eine frühe Gabe von CoQ10 sich positiv auswirken könnte (Hickey u. Mitarb., 2012a). CoQ10 wirkt dem oxidativen Stress sowie der Störung der Mitochondrienfunktion entgegen (s. Kap. 2.3: Entstehung der Krankheit). Bereits 2001 wurde CoQ10 bei HE-Patienten mit 2 x 300 mg pro Tag eingesetzt, wobei sich zumindest ein Trend zur Verlangsamung des Voranschreitens der Erkrankung zeigte (Huntington Study Group, 2001). Auch bei anderen neurodegenerativen Erkrankungen, z. B. in frühen Stadien der Parkinson-Erkrankung, wurden 1200 mg pro Tag erfolgreich und nebenwirkungsarm eingesetzt (Shults u. Mitarb., 2002). Anwendungen einer Tagesdosis von 2400 mg bei Gesunden haben keine schwerwiegenden Nebenwirkungen bei einem Aufbau guter Wirkspiegel im Blut gezeigt (Huntington Study Group, 2010). Aufbauend auf diesen Ergebnissen wurde in den USA die PREQUEL-Studie mit 2400 mg CoQ10 pro Tag über 20 Wochen Behandlungsdauer durchgeführt, deren Ergebnisse aber noch nicht veröffentlicht wurden.

Nachdem CoQ10 sogar in den amerikanischen Leitlinien erwähnt wird, wenn auch ohne ausdrückliche Empfehlung (Armstrong u. Miyasaki, 2012), halte ich die Gabe von bis zu 2400 mg CoQ10 pro Tag bei HE für vertretbar.

Ein Problem besteht darin, dass übliche Vitaminpräparate oft nur 50 mg CoQ10 pro Kapsel enthalten. Dies würde bedeuten, dass man 48 (!) Kapseln am Tag schlucken müsste, um auf eine Dosis von 2400 mg wie in der PREQUEL-Studie zu kommen, von den Kosten ganz zu schweigen. Eine Lösung besteht darin, dass Sie sich mit Ihrem Apotheker besprechen. Dieser kann CoQ10 in Reinform bestellen und in der erforderlichen höheren Dosis in Form von Kapseln zur Verfügung stellen. Es gibt auch Apotheken, die sich auf solche Mittel spezialisiert haben, z. B. die Reinhildis-Apotheke in Hörstel (www.heilkraft-der-natur.de).

- Polyphenole (Epigallocatechingallat, Resveratrol, Curcumin, Quercetin, Kaempferol)

Epigallocatechingallat (EGCG) ist ein Inhaltsstoff des grünen Tees und gehört – wie das Resveratrol und Curcumin (s. u.) – zur Gruppe der Polyphenole. Es gibt Hinweise darauf, dass EGCG der Aggregation von mHTT entgegenwirkt (s. Kap. 2.3: Entstehung der Krankheit), außerdem ist es ein Radikalfänger und vermindert so den oxidativen Stress (Ehrnhoefer u. Mitarb., 2006). EGCG scheint auch gegen Entzündungen des Gehirns zu wirken, daher wird der Einsatz bei der Multiplen Sklerose erwogen (Herges u. Mitarb., 2011). EGCG wird nicht nur bei der HE ein positiver Effekt zugeschrieben, sondern auch bei der Vorbeugung der Parkinson- und Alzheimer-Erkrankung (Weinreb u. Mitarb., 2009) sowie der Behandlung von Blutkrebs-Patienten (Shanafelt u. Mitarb., 2009). Außerdem werden die Polyphenole als „Anti-Aging-Mittel" betrachtet (Queen u. Tollefsbol, 2010). Gerade die Ergebnisse aus der Blutkrebsforschung zeigen, dass EGCG auch in höheren Dosen (bis zu 2 x 2000 mg) gut vertragen wird. In einer Untersuchung an Gesunden wurden 800 mg EGCG über vier Wochen eingesetzt, ohne dass sich schwerwiegende Nebenwirkungen zeigten, wobei die höchsten

Blutspiegel bei nur einmal täglicher Gabe beobachtet wurden (Chow u. Mitarb., 2003). An der Charité in Berlin wird EGCG mit einer Tagesdosis von 1200 mg derzeitig klinisch getestet, um zu erfahren, ob es sich bei der HE günstig auf die geistige Leistungsfähigkeit auswirkt. Nach Auskunft des Studienleiters ist mit ersten Ergebnissen noch im Jahr 2015 zu rechnen.
EGCG in Reinform steht in Deutschland nicht zur Therapie zur Verfügung. Hier kann man aber auf Grüntee-Extrakt ausweichen, der günstig ist und einen hohen EGCG- bzw. Polyphenol-Gehalt hat. Beispielsweise bietet die Firma Espara (www.espara.com) „Grüner Tee-Kapseln“ mit einem Gehalt von 112.5 mg EGCG pro Kapsel an. Um auf die o. g. Tagesdosen von 1200 mg zu kommen, müsste man also etwa 10 Kapseln (einmal am Morgen) einnehmen.
Resveratrol, ein anderes Polyphenol, kommt natürlich in einigen Früchten vor, z. B. in Weintrauben, Himbeeren, Maulbeeren, Pflaumen und Erdnüssen. In relativ großen Mengen findet es sich in der Haut von roten Weintrauben und damit auch im Rotwein. Der Einsatz bei HE wird aufgrund positiver experimenteller Befunde erwogen, klinische Studien sind bisher jedoch nicht publiziert worden (Pasinetti u. Mitarb., 2011). Dennoch wird es nicht schaden, in der Ernährung auf einen angemessenen Anteil dieser Früchte zu achten und auch ein Glas Rotwein nicht zu verschmähen.
Curcumin schließlich ist ein Farbstoff, der aus der Gelbwurzel gewonnen wird und sich z. B. im Currypulver wiederfindet. Wie beim Resveratrol wird ein positiver Effekt aufgrund tierexperimenteller Befunde vermutet, ohne dass verwertbare Daten über die Anwendung am Menschen vorliegen (Hickey u. Mitarb., 2012b). Nach Auskunft der Erstautorin würde die im Tierversuch verwendete Dosis Curcumin etwa 625 mg pro Tag beim Menschen entsprechen.
Quercetin ist ein weiteres Polyphenol, das in Zwiebeln, Äpfeln, Brokkoli oder grünen Bohnen vorkommt. Wichtig zu wissen ist, dass es – wie andere Pflanzenfarbstoffe auch – durch die Art der Zubereitung und das Schälen von Obst und Gemüse vernichtet wird; der Gehalt ist v. a. in farbigen Schalen besonders hoch. Für die HE gibt es nur nachgewiesene Effekte im Tiermodell (Chakraborty u. Mitarb., 2014), sodass Studien abzuwarten sind.
Auch für das Kaempferol, ebenfalls aus der Gruppe der Polyphenole, das in Weintrauben, Gingko und Grapefruit vorkommt, gibt es nur tierexperimentelle Hinweise auf einen günstigen Effekt bei der HE (Lagoa u. Mitarb., 2009).
In der Summe ist festzustellen, dass von allen Polyphenolen das EGCG bei HE am besten untersucht ist. Daher sollte man bei der Auswahl aus dieser Stoffgruppe am ehesten dem Grüntee-Extrakt den Vorzug geben. Außerdem ist eine ge-

sunde und ausgewogene Ernährung, die auch rohes Gemüse und ungeschältes Obst beinhaltet, uneingeschränkt zu empfehlen.

- Kreatin

Kreatin (von griechisch kreas = Fleisch) kommt natürlich im menschlichen Körper vor (im Skelettmuskel) und ist an der Versorgung der Muskeln mit Energie beteiligt. Es wirkt ähnlich wie CoQ10 als Antioxidans und auf die Mitochondrienfunktion (Gil-Mohapel, Brocardo u. Christie, 2014). Tierexperimentell gibt es sogar Hinweise darauf, dass sich Kreatin und CoQ10 in ihrer Wirkung ergänzen könnten (Yang u. Mitarb., 2009). Beim Menschen wurde Kreatin bereits eingesetzt, HE-Patienten tolerierten eine 16-wöchige Behandlung mit 8 g pro Tag gut und es konnte ein (labormäßiger) Effekt auf den oxidativen Stress nachgewiesen werden (Hersch u. Mitarb., 2006). Klinisch zeigte sich in früheren Studien jedoch weder mit 5 g pro Tag über ein Jahr (Verbessem u. Mitarb., 2003) noch mit 10 g pro Tag über zwei Jahre (Tabrizi u. Mitarb., 2005) ein klarer positiver Effekt. Aktuell wird in den USA eine klinische Studie (PRECREST) mit einer wesentlich höheren Tagesdosis von 2 x 15 g Kreatin bei noch nicht erkrankten Trägern der HE durchgeführt (Rosas u. Mitarb., 2014). Ob Kreatin in dieser hohen Dosierung einen günstigen Effekt hat, wird damit zu beantworten sein. Aktuell kann zu einer Wirksamkeit oder Höhe der Dosierung von Kreatin noch keine Aussage getroffen werden.

- Omega-3-Fettsäuren („Lachsöl“)

Omega-3-Fettsäuren sind sog. essenzielle Fettsäuren, d. h. der Körper kann sie nicht selbst herstellen. Sie kommen in der Natur in Fischen, Algen und Pflanzen vor. Besonders hohe Anteile finden sich in Leinöl, Lachs und anderen fettreichen Fischen (z. B. Sardellen). Sie wirken im Körper als Antioxidans (Gil-Mohapel, Brocardo u. Christie, 2014). In einer klinischen Studie mit 2 x 1 g Ethyl-Eicosapentaensäure (EPA), einer Omega-3-Fettsäure, zeigte sich zwar kein überzeugender Effekt, immerhin hatten die Patienten aber nach 12 Monaten Behandlung eine geringere motorische Verschlechterung (Huntington Study Group, 2008). Wenn Sie sich für Omega-3-Fettsäuren entscheiden sollten, müssen Sie wissen, dass die im Reformhaus erhältlichen Lachsöl-Kapseln bei weitem nicht die in der zitierten Studie verwendete Dosis enthalten (z. B. enthalten „Omega-3 Lachsöl tetesept“-Kapseln gerade einmal 180 mg Ethyl-EPA). Eine deutlich höhere Dosis, allerdings eines Omega-3-Fettsäure-Gemisches, enthalten die verschreibungspflichtigen Omacor-Kapseln (Fa. Abbott), die nach einem Herzinfarkt oder einer speziellen Fettstoffwechselstörung („Hypertriglyceridämie“) angezeigt sind. Leider sind sie sehr teuer, sodass sie in Anbetracht des fraglichen Nutzens vermutlich nur für HE-Patienten sinnvoll sind, die an einer koronaren Herzkrankheit leiden und sie deswegen ohnehin von ihrem Arzt verordnet bekommen.

- Andere Nahrungsergänzungsmittel und Vitamine

Natives, also kalt gepresstes und besonders schonend hergestelltes **Olivenöl** hat zumindest im Tiermodell der HE einen günstigen Effekt gezeigt (Tasset u. Mitarb., 2011). Da Olivenöl nicht teuer ist, spricht nichts dagegen, es im Rahmen einer gesunden Ernährung („Mittelmeerküche") zu verwenden.

Nicotinamid (Nicotinsäure, Vitamin B3) konnte ebenfalls im Tierversuch einen positiven Effekt zeigen, möglicherweise über eine verstärkte Bildung des Nervenwachstumsfaktors BDNF oder eine Hemmung der Aggregation von mHTT (s. Kap. 2.3: Entstehung der Krankheit) (Hathorn, Snyder-Keller u. Messer, 2011). Einer möglichen Wirkung bei der HE sind Nebenwirkungen (z. B. auf Haut und Leber) durch Einnahme hoher Dosen dieses Vitamins entgegenzuhalten (Bundesinstitut für Risikobewertung, 2012).

Was andere Vitamine anbelangt, will ich hier nur auf **Vitamin E** (Tocopherol) und **Vitamin C** bei der HE eingehen. Vitamin E wurde immerhin schon 1995 klinisch bei der HE geprüft, ohne dass sich eine deutliche Beeinflussung neurologischer oder psychiatrischer Krankheitszeichen ergab (Peyser u. Mitarb., 1995). Immerhin zeigte sich aber ein günstiger Effekt für Patienten in frühen Krankheitsstadien, während sich HE-Patienten in späteren Krankheitsstadien unter der Therapie sogar noch verschlechterten! Behandelt wurde mit 3000 IE Vitamin E pro Tag (aufgeteilt in drei Einzeldosen), kombiniert mit 25.000 IE Vitamin A und 500 mg Vitamin C (zweimal täglich). Insofern könnte Vitamin E (in Kombination mit Vitamin C) durchaus bei Patienten zu Beginn der HE sinnvoll sein. Hierzu sind allerdings hohe Gaben von Vitamin E erforderlich (3000 IE pro Tag), wobei übliche Vitamin E-Kapseln nicht selten nur 200 IE enthalten und höhere Dosierungen mit 1000 IE (z. B. Optovit select mit 1000 IE pro Kapsel) recht teuer sind. Die Kosten werden noch durch die in der zitierten Studie empfohlene Kombination mit den Vitaminen A und C erhöht. Auf keinen Fall ist Vitamin E bei Patienten in fortgeschrittenen Krankheitsstadien eine Option, weil es hier Hinweise auf einen sogar schädlichen Effekt des Vitamin E gibt (ebd.)!

Melatonin ist ein körpereigenes Hormon, das beim Menschen u. a. den Tag-Nacht-Rhythmus steuert. In Dunkelheit, also während der Nacht, wird Melatonin verstärkt ausgeschüttet. In der Europäischen Union ist es als Medikament bei Schlafstörungen („primäre Insomnie") zugelassen, mit einer niedrigen Dosis (Circadin

2 mg retard), während in den USA wesentlich höhere Dosen lediglich als Nahrungsergänzungsmittel angesehen werden. Der Einsatz von Melatonin wird bei zahlreichen neurodegenerativen Erkrankungen diskutiert (Wang, 2009). Es wirkt als Antioxidans und entzündungshemmend (Esposito u. Cuzzocrea, 2010) und konnte eine Wirkung im Tierversuch belegen (Chakraborty u. Mitarb., 2014). Bei HE-Patienten wurde nachgewiesen, dass die Melatonin-Spiegel im Blut erniedrigt sind (Kalliola u. Mitarb., 2014). Bei der Amyotrophen Lateralsklerose (ALS) wurden in einer kleinen Studie über zwei Jahre sehr hohe Melatonindosen (300 mg zur Nacht als Zäpfchen) verabreicht, ohne dass gravierende Nebenwirkungen beobachtet wurden (Weishaupt u. Mitarb., 2006). Dennoch gibt es tierexperimentell auch Befunde, die sogar für eine schädliche Wirkung (im ALS-Tiermodell) sprechen könnten (Dardiotis u. Mitarb., 2013). Für die Anwendung bei HE-Patienten liegen bisher keine Studienergebnisse vor, sodass zunächst abgewartet werden sollte, ob Melatonin effektiv und – auch in der Langzeitanwendung – sicher ist.
Tierversuche (mit Ratten, bei denen man einen Schlaganfall ausgelöst hatte) legen nahe, dass Melatonin zusammen mit **Selen** möglicherweise einen noch besseren Nervenzellschutz bewirkt (Ahmad u. Mitarb., 2011). Selen ist ein Spurenelement, dem eine Wirkung als Antioxidans zugeordnet wird. Als Bestandteil von Nahrungsmitteln kommt Selen in Fisch, Fleisch, Eiern, Milch- und Getreideprodukten vor und wir nehmen damit am Tag bis zu 50 µg auf. Die maximale Tagesdosis liegt bei 300 µg. Als Nahrungsergänzungsmittel werden Selenmethionin und Selenhefe (aus Brauhefe) angeboten, die zumeist etwa 50 µg pro Tablette oder Kapsel enthalten. Selen könnte bei verschiedenen neurodegenerativen Krankheiten, wie z. B. der Alzheimer-Erkrankung, positiv wirken; zurzeit wird eine klinische Studie mit 200 µg Selen pro Tag bei Alzheimer-Kranken in den USA durchgeführt (Kryscio u. Mitarb., 2013). Für die HE liegen nicht mehr als tierexperimentelle Befunde vor, die für einen Nutzen von Selen sprechen könnten (Lu u. Mitarb., 2014).

Zusammenfassung

Nahrungsergänzungsmittel: Am besten untersucht sind Coenzym Q10 und Epigallocatechingallat (EGCG) aus dem grünen Tee. Da es noch keine zugelassene Therapie zur Beeinflussung des Verlaufs der HE gibt, ist die Einnahme dieser Mittel vertretbar, solange sie keine schweren Nebenwirkungen hervorrufen. Der Nutzen durch Nahrungsergänzungsmittel ist aber begrenzt. Unter Berufung auf ein Urteil des Bundesverfassungsgerichtes ist grundsätzlich eine Kostenübernahme durch die Krankenversicherung möglich.

4.2.2 Medikamente mit einem möglichen Einfluss auf den Krankheitsverlauf

Vor Zulassung eines neuen Medikamentes ist eine dreiphasige klinische Testung, wie sie die Tabelle 4 zeigt, erforderlich:

Phase	Dauer	Teilnehmerzahl	Ziel
I	Wochen	< 100	Prüfung von Verträglichkeit und Sicherheit des Medikamentes an gesunden Probanden
II	Wochen bis Monate	50–500	Kleine Patientenstudie, Überprüfung des Therapiekonzeptes, Dosisfindung
III	Monate bis Jahre	100 bis mehrere Tausend	Wirkungsnachweis bei Patienten, Zulassung des neuen Medikamentes

Tab. 4 Phasen der Zulassung eines neuen Medikamentes (Heinzl, 2011)

- Selisistat

Selisistat ist ein sog. „Sirtuin 1-Hemmer" („SIRT1-Inhibitor"). Sirtuin 1 ist ein Histon-Deacetylase-Enzym, das Einfluss auf die Transkription (s. o.) nimmt. Selisistat trägt zu einer erhöhten Abbaurate von mHTT bei und wurde in der „PADDINGTON"-Studie (Süssmuth u. Mitarb., 2014; Westerberg u. Mitarb., 2014) bereits klinisch getestet (Phasen I und II). Es wird gut vertragen und scheint einen Einfluss auf den Krankheitsverlauf zu haben. Allerdings gibt es auch verwirrende tierexperimentelle Befunde, die dafür sprechen, dass Sirtuin 1 an sich einen nervenzellschützenden Effekt hat (Jiang u. Mitarb., 2012). Eine Aktivierung von Sirtuin 1 erfolgt übrigens durch Polyphenole, z. B. Resveratrol, sodass zumindest ein Teil der nervenzellschützenden Effekte dieser Stoffgruppe über das Sirtuin-System erfolgt. In der viel beachteten Arbeit von Jiang u. Mitarb. (ebd.) wird daher auch eher die Entwicklung von Sirtuin 1-Aktivatoren zur Behandlung der HE angeregt. Es bleibt abzuwarten, inwiefern Selisistat als Sirtuin 1-Hemmer tatsächlich einen günstigen klinischen Einfluss auf die HE hat. Leider ist die Firma Siena Biotech, die Selisistat geprüft hat, bankrott, sodass eine geplante Phase-III-Studie bisher nicht durchgeführt werden konnte.

■ PBT2

PBT2 (Prana Biotechnology) ist ein neues Medikament, das bereits in einer Phase-II-Studie getestet wurde (Huntington Study Group, 2015). PBT2 bindet Metalle wie Eisen und Kupfer, deren Konzentrationen im Gehirn von HE-Patienten erhöht sind. Durch das Binden dieser Metalle wirkt PBT2 wie ein „Chaperon“. Chaperone sind Eiweiße, die neu gebildeten Eiweißen wie HTT helfen, sich korrekt zu falten. Damit wirkt PBT2 der Zusammenballung von mHTT entgegen. Nach 26 Wochen zeigte sich in der klinischen Studie ein positiver Effekt auf einen Teilbereich der geistigen Leistungsfähigkeit bei Patienten, die 250 mg PBT2 erhalten hatten (ebd.). Eine Phase-III-Studie soll nun folgen.

■ N-Acetylcystein (NAC)

N-Acetylcystein (NAC) wird seit vielen Jahren als Medikament bei Erkältungskrankheiten eingesetzt, es wirkt als Schleimlöser. Außerdem hat NAC aber auch eine nervenzellschützende Wirkung, indem es als Antioxidans und schützend auf Mitochondrien wirkt (Sandhir u. Mitarb., 2012; Senol, Nazıroğlu u. Yürüker, 2014). Bereits 2001 wurde es in einer kleineren Studie bei der Alzheimer-Erkrankung eingesetzt (Adair, Knoefel u. Morgan, 2001). Die Dosis von 50 mg/kg Körpergewicht (entspricht 4 g pro Tag bei einem 80 kg schweren Menschen) wurde gut vertragen und es zeigten sich gewisse positive Effekte auf die geistige Leistungsfähigkeit. Auch bei anderen neurodegenerativen Erkrankungen wird NAC derzeitig diskutiert (Shahripour, Harrigan u. Alexandrov, 2014). Zurzeit läuft eine klinische Phase-II-Studie mit 1.8 bzw. 3.6 g NAC bei Parkinson-Patienten (NCT01470027). Bei der HE zeigen sich zumindest im Tiermodell Hinweise für eine Wirksamkeit (Sandhir u. Mitarb., 2012). Klinische Studien dazu stehen aber noch aus.

■ Cysteamin

Raptor Pharmaceuticals hat bereits eine Phase-II-Studie mit Cysteamin (Thioethanolamin, RP103), einem Bestandteil des Coenzyms A, bei HE durchgeführt, die nach 18 Monaten eine langsamere Verschlechterung der Bewegungsstörung (Augen-, Handbewegungen, Gleichgewicht, Gang und Chorea) zeigte (Prundean u. Mitarb., 2014). Cysteamin erhöht die Spiegel des Nervenwachstumsfaktors BDNF im Gehirn und wirkt damit schützend auf Nervenzellen (Borrell-Pagès u. Mitarb., 2006). Ergebnisse einer Phase III-Studie stehen noch aus.

- NMDA-Rezeptor-Antagonisten

NMDA-Rezeptor-Antagonisten wirken gegen die Glutamat-vermittelte Exzitotoxizität (s. Kap. 2.3: Entstehung der Krankheit). Einer der prominentesten Vertreter dieser Gruppe ist das Dimebon (Latrepirdin), das in Russland als Antihistaminikum (gegen Allergien) eingesetzt wurde. Es wirkt als – allerdings schwacher – NMDA-Rezeptor-Antagonist und soll auch einen stabilisierenden Effekt auf Mitochondrien haben, was allerdings sehr kontrovers diskutiert wird (Bezprozvanny, 2010). In einer kleineren Studie zeigte Dimebon positive Effekte auf die geistige Leistungsfähigkeit (Kieburtz u. Mitarb., 2010), die sich jedoch in einer nachfolgenden klinischen Studie leider nicht bestätigten (HORIZON Investigators, 2013).
In einer kleinen Pilot-Studie wurden 20 mg Memantin bei HE getestet (Ondo, Mejia u. Hunter, 2007), mit Verbesserungen der Bewegungsstörung (s. Kap. 4.1.1: Medikamente gegen die Bewegungsstörung), jedoch ohne Effekt auf die geistige Leistungsfähigkeit. Memantin ist in Deutschland bei der Alzheimer-Demenz zugelassen (z. B. als Axura, Ebixa oder Memantin-ratiopharm).
Die NMDA-Rezeptor-Antagonisten Amantadin und Riluzol wurden bereits im Kap. 4.1.1 dargestellt.

- Medikamente mit Wirkung auf Nervenwachstumsfaktoren

Den für das Überleben von Nervenzellen, vor allem im Streifenkörper (Basalganglien), so wichtigen Nervenwachstumsfaktor BDNF (s. Kap. 2.3: Entstehung der Krankheit) kann man nur schwer direkt ins Gehirn bringen, da es sich um ein relativ großes Eiweißmolekül handelt. Strategien gehen daher dahin, die Wirkung von BDNF nachzuahmen. BDNF bindet an bestimmte Rezeptoren, die Tyrosinkinase-B-Rezeptoren (TrkB). Indem man nun kleinere Moleküle verwendet, die an diese Rezeptoren andocken können (Tyrosinkinase-B-Rezeptor-Agonisten), lässt sich die Wirkung von BDNF imitieren. Im Tiermodell hat die Substanz Dihydroxyflavon einen positiven Effekt auf die Bewegungsstörung und das Überleben von Mäusen gezeigt (Jiang u. Mitarb., 2013), wobei die TrkB-agonistische Wirkung von Dihydroxyflavon in anderen Arbeiten infrage gestellt wird (Todd u. Mitarb., 2014). Ein anderer Ansatz verfolgt die Gabe von Antikörpern, die TrkB-Rezeptoren stimulieren können (ebd.). Erfahrungen über die Anwendung dieser Mittel beim Menschen liegen leider noch nicht vor.
Cysteamin und Nicotinsäureamid (s. o.) haben ebenfalls eine BDNF-aktivierende Wirkung.

■ Entzündungshemmende Medikamente

Tatsächlich scheinen entzündungshemmende Medikamente (sog. „nichtsteroidale Antiphlogistika", zu denen beispielsweise Ibuprofen oder Diclofenac zählen), zumindest im Labor, einen gewissen positiven Effekt auf verschiedene neurodegenerative Erkrankungen wie HE oder die Alzheimer-Erkrankung zu haben (Armagan, Kanit u. Yalcin, 2012). Da diese Medikamente aber das Risiko erheblicher Nebenwirkungen haben (z. B. Magen-Darm-Blutungen), sind sie für den Dauereinsatz bei HE nicht wirklich geeignet.

In den letzten Jahren hat die Erforschung entzündlicher Veränderungen bei der HE dazu geführt, die in der Therapie der Multiplen Sklerose (MS), einer entzündlichen Erkrankung des zentralen Nervensystems, verwendeten Medikamente für einen Einsatz bei der HE zu prüfen. Hierzu zählen z. B. die Fumarsäure (Tecfidera) und das Fingolimod (Gilenya), die im Tierversuch Hinweise für eine nervenzellschützende Wirkung erbracht haben (Di Pardo u. Mitarb., 2014; Ellrichmann u. Mitarb., 2011). Obwohl die Fumarsäure ein körpereigener Stoff ist, der im sog. „Citratzyklus" vorkommt, und im Allgemeinen sehr gut vertragen wird, gab es Warnungen vor schweren Infektionen bzw. Komplikationen („progressive multifokale Enzephalopathie"). Insofern müssen erst klinische Studien die Wirksamkeit und Verträglichkeit von MS-Medikamenten bei der HE belegen.

■ Ganglioside

Ein interessantes Konzept für die Beeinflussung der HE ist die Behandlung mit Gangliosiden („GM1"). Ganglioside sind Fette, die in der Zellmembran nahezu aller Wirbeltiere, v. a. in der grauen Substanz des Gehirns vorkommen. GM1 zeigte im Tiermodell, dass es das mHTT chemisch verändern kann („Phosphorylierung"), sodass die Giftigkeit von mHTT abnimmt (Di Pardo u. Mitarb., 2012). Bei bereits betroffenen Mäusen konnte GM1 die Bewegungsstörung deutlich bessern. Befunde zum Einsatz beim Menschen gibt es aber leider noch nicht.

Zusammenfassung

Neue Medikamente: Derzeitig befinden sich viele neue Medikamente in der klinischen Testung, von denen man sich eine günstige Beeinflussung des Krankheitsverlaufs verspricht. Dazu zählen u. a. Selisistat, PBT2 und Cysteamin. Diese Mittel greifen so in den Krankheitsprozess ein, dass sich nervenzellschützende Effekte ergeben und das Voranschreiten der Krankheit verlangsamt werden könnte.

4.2.3 Regenerative und operative Therapien

In fortgeschrittenen Stadien der HE sind bereits viele Nervenzellen, z. B. in den Basalganglien (Streifenkörper), zugrunde gegangen. Daher würde sich bei solchen Patienten eine regenerative Therapie mit Stammzellen, insbesondere mit sog. „neuronalen Stammzellen" anbieten (Bonnamain, Neveu u. Naveilhan, 2012). Diese Stammzellen müssten dann mittels Operation in die Bereiche gebracht werden, wo sie benötigt werden, um wieder eine normale Funktion, z. B. des Streifenkörpers, zu ermöglichen (Maucksch u. Mitarb., 2013). Dabei stellen sich aber noch viele ungelöste Fragen.

Mehr Erfahrungen hingegen bestehen mit der Tiefenhirnstimulation („deep brain stimulation"), z. B. bei Parkinson-Patienten (Däuper u. Mitarb., 2002). Eine Langzeitstudie hat die Tiefenhirnstimulation bei sieben HE-Patienten untersucht, wobei sich deutliche Besserungen der Chorea zeigten (Gonzalez u. Mitarb., 2014). Zielort der Stimulation ist ein bestimmter Bereich der Basalganglien (Globus pallidus internus). Unter die Haut wird dann ein sog. „Hirnschrittmacher" – einem Herzschrittmacher in Größe und Funktion ähnlich – eingesetzt, der über Stimulationselektroden mit den Basalganglien auf beiden Seiten des Gehirns verbunden ist. Die Tiefenhirnstimulation wird für Patienten in fortgeschrittenen Krankheitsstadien mit schwerer Chorea infrage kommen, die nicht oder nur unzureichend auf Medikamente wie Tiaprid (s. Kap. 4.1.1: Medikamente gegen die Bewegungsstörung) reagieren.

Zusammenfassung

Regenerative und operative Therapien: Bei ausgewählten Patienten, die nicht auf eine medikamentöse Therapie der Bewegungsstörung (Chorea) reagieren, kann eine Tiefenhirnstimulation („Hirnschrittmacher") versucht werden.

4.3 Genetische Therapieansätze

4.3.1 Veränderung der DNA („genome editing“)

Der HE liegt die Veränderung eines einzigen Gens zugrunde („monogenetische Erkrankung“), weswegen es verlockend erscheint, dieses eine Huntingtin-Gen zu „reparieren“. In der Tat hat das „genome editing“, also die gezielte Veränderung der Erbsubstanz DNA, in den letzten Jahren immense Fortschritte gemacht, die sich auch für die Gentherapie am Menschen nutzen lassen könnten (Meissner u. Mitarb., 2014). Vor allem das sog. „CRISPR/Cas9-System“ hat sich dabei als sehr effizient erwiesen. Man kann es verwenden, um DNA an einer bestimmten Stelle zu schneiden und andere DNA-Sequenzen an dieser Stelle einzufügen. Eine für Laien verständliche und übersichtliche Darstellung der Methode findet sich in einem Artikel der ZEIT (Ruhenstroth, 2014). Zunächst wird sich diese Methode aber auf einzelne Zellen, z. B. Stammzellen, beschränken müssen, dennnoch ist völlig unklar, wie man bei einem lebenden Menschen eine solche Gentherapie durchführen könnte (Meissner u. Mitarb., 2014). Eine Veränderung der DNA selbst ist also zunächst (leider) „Zukunftsmusik“.

4.3.2 Beeinflussung der Transkription und Translation („gene silencing“)

Auch wenn es zurzeit noch nicht möglich ist, die DNA selbst zu beeinflussen, kann man doch eine verminderte Bildung von HTT (und damit auch mHTT) mit Therapien erreichen, die man als „gene silencing“, deutsch etwa: „Gen-Stilllegung“, bezeichnet (Vagner, Young u. Mouravlev, 2012; Wild u. Tabrizi, 2014). Wie funktioniert das? Grundsätzlich gibt es drei Möglichkeiten (s. Abb. 6):

1. RNA-Interferenz (RNAi): Mittels kurzsträngiger künstlicher RNA, „short interfering RNA“ (siRNA) oder microRNA. Hierbei handelt es sich um eine als Medikament eingesetzte komplementäre RNA, die an die Abschrift (mRNA) bindet und so die Translation, also die Bildung des mHTT-Proteins, verhindert.
2. DNA-basierte Antisense-Oligonukleotide (ASO): Diese docken an die sog. prä-mRNA noch im Zellkern an und verhindern so, dass mRNA den Zellkern verlässt und mHTT überhaupt gebildet wird.
3. Zinkfingerproteine (ZFP): Zinkfingerproteine sind im Zellkern an der Regulierung der Transkription, also dem Ablesen der Erbinformation von der DNA, beteiligt. Veränderte und speziell entwickelte ZFP binden an definierten DNA-Stellen und können so das Ablesen des Huntingtin-Gens unterdrücken.

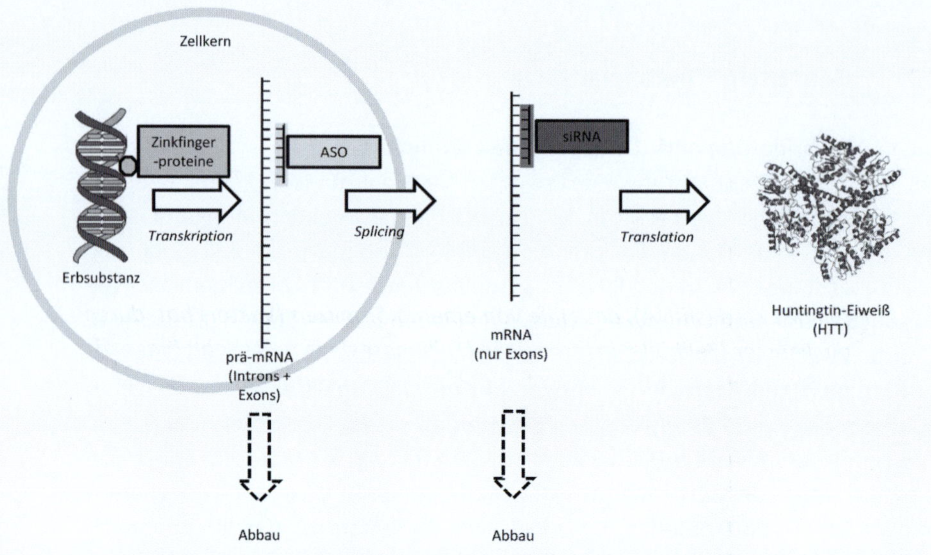

Abb. 6 Ansätze einer genetischen Behandlung der Huntington-Erkrankung. (Quelle: modifizierte Abbildung nach Wild u. Tabrizi, 2014)

Diese Zusammenhänge sind für den Laien nur schwer verständlich, deshalb will ich sie in einer einfachen Analogie verdeutlichen:

> *Erläuterung des „gene silencing": Stellen Sie sich vor, Sie wollten aus einem alten Kochbuch (Erbsubstanz) mit umständlicher, verworrener Sprache und altertümlichen Druckbuchstaben (DNA) ein Gericht (Huntingtin, HTT) nachkochen. Zunächst setzen Sie sich in Ihr Arbeitszimmer (Zellkern), entziffern die altertümlichen Druckbuchstaben (DNA) Wort für Wort und übertragen diese auf einem Blatt Papier in moderne Druckbuchstaben (prä-mRNA). Nun stellen Sie fest, dass Sie zwar ein Rezept (prä-mRNA) übertragen haben (Transkription), aber es ist nur schwer umzusetzen, denn neben sinnvollen Angaben (Exons) finden sich auf Ihrem antiquierten Rezept (prä-mRNA) auch überflüssige Angaben (Introns). Was tun Sie? Sie überarbeiten den Text (Splicing), indem Sie die überflüssigen Angaben (Introns) herausstreichen, sodass Sie nur noch ein Rezept mit den wichtigen Informationen (Exons) übrig behalten. So erhalten Sie eine Anweisung (mRNA), nach der Sie endlich arbeiten und das Gericht umsetzen (Translation), also kochen, können. Sie verlassen*

Ihr Arbeitszimmer (Zellkern) und gehen zum Kochen in die Küche (Zellinneres). Am Ende haben Sie ein wundervolles Gericht (HTT) zubereitet.
Nun zur Analogie der Therapie: Ein vorwitziger, kleiner Junge (ASO) dringt in Ihr Arbeitszimmer (Zellkern) ein und schnappt sich das gerade erst mühselig entzifferte und abgeschriebene Rezept (prä-mRNA) und wirft es weg → DNA-basierte Antisense-Oligonukleotide (ASO).
In einem anderen Szenario dringt ein etwas übergewichtiges, schwerfälliges Kind (siRNA), das Hilfe von einem Komplizen (Vektor) hat, durch ein Fenster (Zellhülle) in Ihre Küche (Zellinneres) ein und stiehlt Ihnen die fertige Kochanleitung (mRNA) → RNA-Interferenz (RNAi).
Die Geschichte hat auch noch eine dritte Variante: Während Sie über dem Kochbuch (Erbsubstanz) sitzen, kippt Ihnen ein Glas Honig (Zinkfingerproteine, ZFP) um und verklebt die Seiten des Kochbuchs so, dass Sie den Text (DNA) gar nicht mehr lesen können → Zinkfingerproteine (ZFP).
Das Ergebnis ist in allen drei Fällen das Gleiche: Sie können Ihr Gericht (HTT) nicht mehr zubereiten, und das nennt man „gene silencing"!

Alle diese Therapieansätze des „gene silencing" wurden zumindest im Tiermodell der HE bereits erfolgreich getestet und haben nicht nur eine Verlangsamung des Voranschreitens der Krankheit gezeigt, sondern eine deutliche Verbesserung der Krankheitszeichen (Wild u. Tabrizi, 2014). Außerdem erfolgte bereits eine Infusion von siRNA in den Streifenkörper (s. Abb. 2) von Affen, wodurch eine deutliche Reduzierung des HTT erreicht werden konnte (Stiles u. Mitarb., 2012). Der Einsatz von speziell entwickelten Zinkfingerproteinen (ZFP) wurde zumindest im Tiermodell der HE getestet (Wild u. Tabrizi, 2014).
Sowohl mit ASO als auch RNAi liegen bereits klinische Erfahrungen beim Menschen vor, allerdings bei anderen Erkrankungen. Ein Meilenstein des therapeutischen Einsatzes von ASO bei neurodegenerativen Krankheiten wurde durch die Behandlung von Patienten mit familiärer ALS (Amyotropher Lateralsklerose) gesetzt (Miller u. Mitarb., 2013). Bei diesen Patienten liegt – ähnlich wie bei der HE – ein einzelner genetischer Defekt (Mutation der Superoxid-Dismutase, SOD1) vor, die ASO wurden mittels Infusionspumpe in das Nervenwasser der Patienten gegeben. Schwerwiegende Nebenwirkungen wurden nicht beobachtet.

Der Einsatz von RNAi zur Therapie beim Menschen erfolgte bereits bei Krankheiten wie HIV, Krebs und Amyloidose (Zeller u. Kumar, 2011; Coelho u. Mitarb., 2013; Tabernero u. Mitarb., 2013).

Beim „gene silencing“ für die HE gibt es aber noch unbeantwortete Fragen (Wild u. Tabrizi, 2014):

a) Risiken:
Die Gabe von ASO oder siRNA erniedrigt nicht nur die Produktion des „kranken“ (mHTT), sondern auch des „gesunden“ Huntingtins (HTT), das in der Zelle eine wichtige Funktion innehat. Nach allem, was man bis jetzt weiß, scheint jedoch der positive Effekt durch verminderte Bildung von mHTT zu überwiegen. Eine Lösung des Problems könnte die Entwicklung von „Allel-selektivem Silencing“ sein, d. h. es wird – individuell für den Patienten und „seine“ Mutation – siRNA hergestellt, die ausschließlich gegen die Bildung des mHTT wirkt, das „gesunde“ Huntingtin aber nicht beeinflusst. Unbeantwortet ist allerdings auch die Frage, ob es andere Nebenwirkungen durch die Therapie gibt (z. B. giftige Wirkungen, Entzündungen). Eine endgültige Aussage darüber ist erst möglich, wenn klinische Studien bei der HE vorliegen.

b) Das Verteilungsproblem:
Wie können ASO und siRNA dorthin gebracht werden, wo sie wirken sollen? ASO verteilen sich sehr gut an der Oberfläche des Gehirns (Hirnrinde), wenn sie ins Nervenwasser gegeben werden. In die Tiefe des Gehirns (Basalganglien), wo sie bei der HE gebraucht werden, gelangen sie allerdings nicht so gut, sodass man Katheter in das Gehirn selbst einführen müsste, um Patienten die ASO zu geben.
siRNA verteilen sich noch schlechter als die ASO, sodass man einige Tricks anwenden muss, um sie an ihren Wirkort zu bringen. Hierzu zählen z. B. Viren, die dann die siRNA in die Nervenzellen transportieren (sog. „Vektoren“). Auch die Therapie mit Zinkfingerproteinen ist auf solche Vektoren angewiesen.

Die o. g. Probleme scheinen aber lösbar zu sein und erste klinische Studien zur RNA-Interferenz bei der HE werden nicht mehr lange auf sich warten lassen. Einer der führenden Hersteller von siRNA ist die amerikanische Firma Alnylam, die bereits an klinischen Studien beteiligt war. Die Firma hat gemäß einiger Pressemitteilungen auch bereits siRNA gegen HTT zur Verfügung. Was die Gabe des

Medikamentes anbelangt, bietet sich Medtronic an, ein führender Hersteller von implantierbaren Pumpensystemen (z. B. zur Behandlung der Spastik). Die amerikanische CHDI-Stiftung, die sich für die Entwicklung einer Therapie gegen die HE einsetzt, hat Anfang 2013 eine Partnerschaft mit Medtronic bekannt gegeben.

Zusammenfassung

Genetische Therapien: Das „gene silencing" wurde nicht nur im Tierversuch, sondern bei anderen Erkrankungen auch schon am Menschen angewendet. Die größten methodischen Probleme sind dabei bereits gelöst, sodass in Kürze mit einer ersten Anwendung bei HE-Patienten zu rechnen ist. Es gibt erste Hinweise darauf, dass diese Therapiestrategie sogar die Entwicklung anderer neuer Medikamente (s. Kap. 4.2.2: Medikamente mit einem möglichen Einfluss auf den Krankheitsverlauf) überholen wird. Das „gene silencing" packt „das Übel" an der Wurzel, es reduziert die Bildung des giftigen mHTT. Daher sollte diese Therapie anderen Methoden, die nur an den Folgeerscheinungen (z. B. oxidativer Stress) ansetzen, weit überlegen sein. Es besteht also tatsächlich Grund zur Hoffnung!

5 Ernährung

Bereits bei den Nahrungsergänzungsmitteln bin ich darauf eingegangen, in welchen Lebensmitteln z. B. besonders viele Polyphenole vorhanden sind. Die erste und wichtigste Regel bei der Ernährung lautet aber: Essen Sie, was Ihnen schmeckt!
Durch die Störung der Mitochondrienfunktion und die Bewegungsunruhe kommt es mit fortschreitender Erkrankung bei vielen Patienten zu einer zunehmenden Gewichtsabnahme. Dieser kann man nur durch eine kalorienreiche (gerne auch mal Süßigkeiten) und schmackhafte Ernährung entgegenwirken. Es empfiehlt sich, 6–8 Mahlzeiten pro Tag einzunehmen. Die klinische Erfahrung zeigt, dass sich oft auch die Bewegungsstörung ein wenig bessert, wenn sich die Patienten kalorienreich ernähren und ein normales Körpergewicht haben!

Wenn Sie die bei den Nahrungsergänzungsmitteln genannten Ernährungstipps berücksichtigen möchten, geben Ihnen die folgenden Abbildungen (Abb. 7–9) einen Überblick über Lebensmittel, die einen hohen Gehalt der genannten Wirkstoffe haben und daher in der täglichen Ernährung sinnvoll eingesetzt werden können. Sie können nicht viel falsch machen, dennoch gebe ich Ihnen gerne ein paar Grundregeln an die Hand:

Zusammenfassung

Ernährung:

1. Essen Sie abwechslungsreich („vollwertig“) und kalorienreich (6–8 Mahlzeiten pro Tag)!
2. Essen Sie viel ungeschältes Obst (also z. B. Äpfel nicht schälen)!
3. Essen Sie auch einmal unbehandeltes (rohes) Gemüse!
4. Verwenden Sie zum Kochen Olivenöl („mediterrane Küche“), gerne aber auch Leinöl!
5. Trinken Sie Alkohol in Maßen, bevorzugt Rotwein!
6. Essen Sie viel Fisch (mindestens einmal in der Woche)!

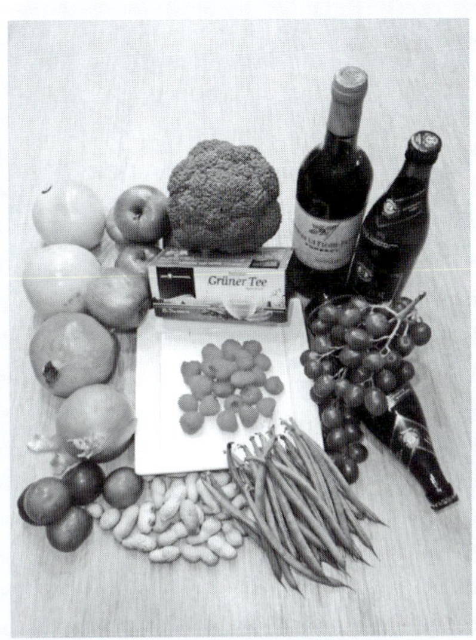

Abb. 7 Auswahl von Lebensmitteln mit hohem Polyphenol-Gehalt (Quelle: Abbildung des Autors)

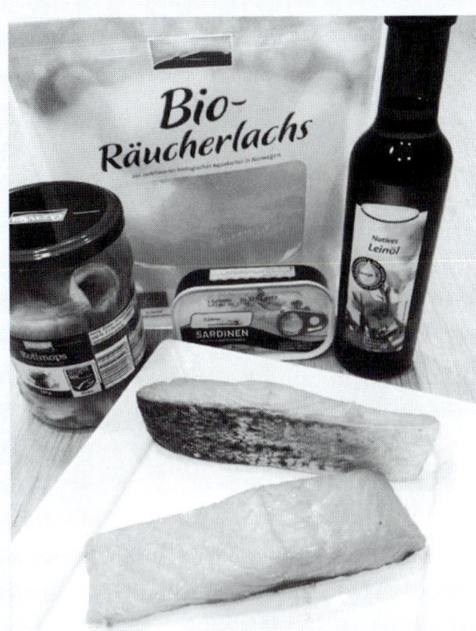

Abb. 8 Auswahl von Lebensmitteln mit hohem Gehalt an Omega-3-Fett-säuren („Lachs- bzw. Fischöl") (Quelle: Abbildung des Autors)

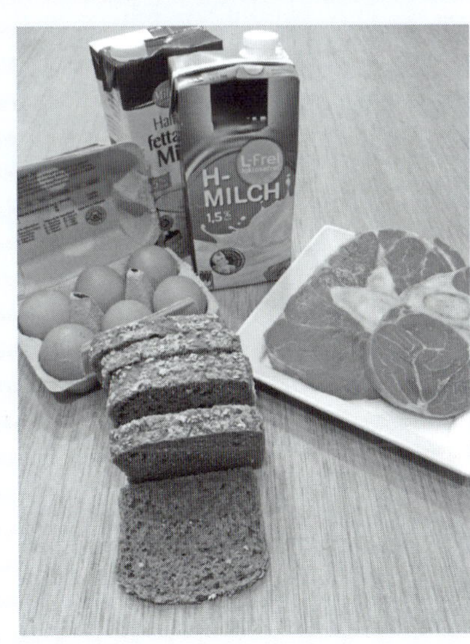

Abb. 9 Auswahl von Lebensmitteln mit hohem Selen-Gehalt (Quelle: Abbildung des Autors)

6 Heilmittelverordnungen (Physiotherapie, Ergotherapie, Logopädie) und Rehabilitation

Wie bereits mehrfach erwähnt, sollten auch die nicht-medikamentösen, rehabilitativen Therapien nicht außer Acht gelassen werden. Hierzu zählen Physiotherapie („Krankengymnastik", Gleichgewichtstraining, Erhalten der Mobilität), Physikalische Therapie, Ergotherapie (Hirnleistungstraining, Feinmotorik) und Logopädie (Behandlung von Schluck-, Stimm-, Sprech- und Sprachstörungen). Ich habe bereits darauf hingewiesen, dass auch Patienten mit HE von einer Rehabilitation nachhaltig profitieren (Thompson u. Mitarb., 2013). Nach meiner Erfahrung gehen leider viele Ärzte davon aus, dass man bei einer HE „sowieso nichts machen kann", umso geringer ist die Bereitschaft, z. B. Physiotherapie zu verordnen.

Patienten mit HE haben aber einen Anspruch auf Rehabilitation (SGB IX) und Heilmittel (SGB V) im ambulanten Bereich:

- „Versicherte haben Anspruch auf Versorgung mit Heilmitteln (...)" (§ 32 (1) SGB V)
- „Behinderte oder von Behinderung bedrohte Menschen erhalten Leistungen (...), um ihre Selbstbestimmung und gleichberechtigte Teilhabe am Leben in der Gesellschaft zu fördern, Benachteiligungen zu vermeiden oder ihnen entgegenzuwirken." (§ 1 SGB IX)

Wenn das Ziel solcher Therapien der Erhalt der Erwerbsfähigkeit (Arbeitsleben) ist, sollte in erster Linie die Rentenversicherung angesprochen werden. Wenn es z. B. um die Abwendung oder Minderung von Pflegebedürftigkeit geht, ist die Krankenversicherung zuständig.

Ein oft gehörtes Argument von niedergelassenen Ärzten ist, dass keine Heilmittel verordnet werden könnten, weil sie das „Budget belasten". Das ist nicht stichhaltig, denn bei schweren Erkrankungen wie der HE kann eine „Verordnung außerhalb des Regelfalls" erfolgen, die dann keinen Einfluss auf das Budget hat. Es können auch „Praxisbesonderheiten" vereinbart werden, wenn ein Arzt z. B. besonders viele schwer betroffene neurologische Patienten behandelt.

Bei langfristigem Bedarf an Heilmitteln („Patientinnen und Patienten mit schweren dauerhaften funktionellen/strukturellen Schädigungen"), der bei einer HE ohne Frage besteht, kann der Versicherte gemäß § 8 (5) der Heilmittel-Richtlinie auch bei seiner Krankenkasse einen Antrag stellen, mit dem die Versorgung mit Heilmitteln für mindestens ein Jahr sichergestellt ist. Dennoch muss man sich

auch nach erfolgter Genehmigung weiterhin die Heilmittelverordnungen von dem behandelnden Arzt ausstellen lassen.
Für die ärztliche Verordnung von Heilmitteln zu Lasten der gesetzlichen Krankenversicherung sind der „Chorea Huntington (G10)“ folgende Indikationsgruppen/Diagnoseschlüssel zugeordnet:

- Physiotherapie (ZN1/ZN2),
- Ergotherapie (EN1/EN2),
- Stimm-, Sprech,- Schluck- und Sprachtherapie (SC1/SP5/SP6).

Dieses Kapitel kann eine sozialrechtliche Beratung, wie sie z. B. durch eine Mitgliedschaft beim Bundesverband Rehabilitation (BDH) (s. Kap. 12.1: Selbsthilfeorganisationen und Selbsthilfegruppen) möglich ist, nicht ersetzen. Immer, wenn es Schwierigkeiten mit Kostenträgern gibt, ist eine solche Beratung sicher sinnvoll.
Kurz erwähnen will ich natürlich noch, dass Sie auch an die Beantragung eines Schwerbehindertenausweises denken sollten, denn damit stehen behinderten Menschen eine Vielzahl von Vergünstigungen und Erleichterungen zu, die die Teilhabe am gesellschaftlichen Leben erleichtern sollen. Einen Schwerbehindertenausweis kann man beim zuständigen Versorgungs- bzw. Landesamt (www.versorgungsaemter.de) beantragen.

Zusammenfassung

Heilmittel: Im ambulanten Bereich sollten regelmäßig Physiotherapie (Gleichgewichtstraining, Erhalt der Mobilität), Ergotherapie (Hirnleistungstraining und Erhalt der Feinmotorik der Hände) und Logopädie (Behandlung von Schluckstörungen, Sprech-, Sprach- und Stimmstörungen) durchgeführt werden, um dem Betroffenen möglichst lange ein selbstständiges Leben zu ermöglichen. Diese Therapien belasten das Budget des niedergelassenen Arztes nicht, wenn man einige Regeln (s. o.) befolgt. Bei akuten Verschlechterungen kann auch eine stationäre Rehabilitation sinnvoll sein.

7 Hilfsmittel

Hierbei handelt es sich z. B. um orthopädische Hilfsmittel wie Rollstühle und Rollatoren. Die Krankenversicherung ist gemäß § 33 SGB V verpflichtet, die Kosten für Hilfsmittel zu übernehmen, um „den Erfolg der Krankenbehandlung zu sichern, einer drohenden Behinderung vorzubeugen oder eine Behinderung auszugleichen, soweit die Hilfsmittel nicht als allgemeine Gebrauchsgegenstände des täglichen Lebens anzusehen" sind.

Treten Störungen der Mobilität auf, sollte es kein Problem sein, zu Lasten der Krankenkasse einen Rollator zu erhalten, um dem Patienten mehr Sicherheit auch gegen Stürze zu geben. Schwieriger wird aber z. B. die Verordnung eines sog. „Huntington-Sessels" (z. B. „Omega-Sessel", www.mecoso.de) oder spezieller Pflegebetten (s. Abb. 10, 11). Ein Huntington-Sessel fördert eine entspannte Körperhaltung und kann die Bewegungsunruhe im Sitzen bessern. Das

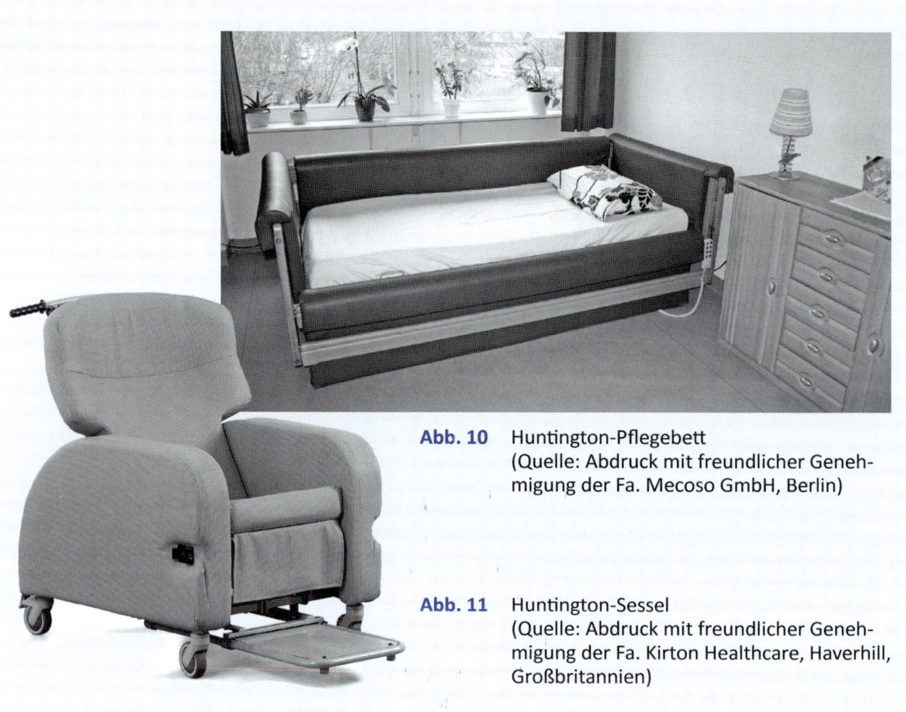

Abb. 10 Huntington-Pflegebett (Quelle: Abdruck mit freundlicher Genehmigung der Fa. Mecoso GmbH, Berlin)

Abb. 11 Huntington-Sessel (Quelle: Abdruck mit freundlicher Genehmigung der Fa. Kirton Healthcare, Haverhill, Großbritannien)

Pflegebett soll darüber hinaus durch Polsterungen helfen, Verletzungen durch unwillkürliche Bewegungen im Schlaf zu verhindern. Grundsätzlich ist die Kostenübernahme für Hilfsmittel durch die gesetzliche Krankenversicherung aber nur möglich, wenn die Produkte im Hilfsmittelverzeichnis (https://hilfsmittel.gkv-spitzenverband.de/HimiWeb/home.action) gelistet sind. Nach Erfahrung einschlägiger Fachgeschäfte werden die Kosten für Huntington-Sessel und -Pflegebett etwa in dreiviertel aller Fälle übernommen. Es empfiehlt sich daher, mit der Krankenkasse Kontakt aufzunehmen, wenn es um die Verordnung solcher nicht gelisteter Hilfsmittel geht. Auch bei im Haus notwendigen Umbauten kann die Krankenkasse Sie oder Ihren Angehörigen unterstützen.
Mit wenig Aufwand lässt sich durch Lagerungskissen im Bett von HE-Patienten ein „Nest" bauen, bei dem die Patienten z. B. am Rücken Kontakt zu einem Kissen haben. Dies wird von vielen Patienten als beruhigend und dämpfend auf die Bewegungsunruhe empfunden.

Zusammenfassung

Hilfsmittel: Hilfsmittel, die sich allgemein auf die Mobilität auswirken (z. B. Rollstuhl, Rollatoren), wie auch spezielle Hilfsmittel (Huntigton-Sessel, -Bett) sind in fortgeschritteneren Stadien der HE sinnvoll.

8 Pflege

Die gesetzliche Pflegeversicherung ist rechtlich eigenständig, aber in die gesetzliche Krankenversicherung integriert. Wie die Krankenversicherung hat sie einen Sicherstellungsauftrag, d. h. sie muss für eine bedarfsgerechte Versorgung eintreten. Grundsätzlich übernimmt sie Leistungen für häusliche Krankenpflege und die Pflege in Heimen.

Leistungen aus der Pflegeversicherung werden bei der Krankenkasse beantragt. Pflegebedürftigkeit liegt dann vor, wenn Personen wegen einer Krankheit oder Behinderung in den Aktivitäten des täglichen Lebens auf Dauer (mindestens für sechs Monate) in erheblichem Maß auf Hilfe angewiesen sind (nach § 14 SGB XI).

Zunächst wird regelhaft die Pflegestufe I festgelegt, erst nach einer weiteren Begutachtung durch den Medizinischen Dienst wird dann die endgültige Pflegestufe ermittelt (Tab. 5):

Pflegestufe	Erläuterung
I	Erhebliche Pflegebedürftigkeit: Durchschnittlicher Hilfebedarf mindestens 90 Minuten pro Tag, wovon auf die Grundpflege mehr als 45 Minuten täglich entfallen müssen.
II	Schwerpflegebedürftigkeit: Durchschnittlicher Hilfebedarf mindestens 180 Minuten pro Tag, wovon auf die Grundpflege mehr als 120 Minuten täglich entfallen müssen.
III	Schwerstpflegebedürftigkeit: Durchschnittlicher Hilfebedarf mindestens 300 Minuten pro Tag, wovon auf die Grundpflege mehr als 240 Minuten täglich entfallen und auch nachts (zwischen 22 und 6 Uhr) regelmäßig Grundpflegebedarf vorliegen muss.

Tab. 5 Pflegestufen (Rollnik, 2013)

Leider sind bei der Pflege im Heim nicht selten erhebliche Zuzahlungen zu leisten, die zunächst aus dem Vermögen des Betroffenen, dann möglicherweise durch Angehörige aufzubringen sind.

Die häusliche Krankenpflege stellt Angehörige vor erhebliche Herausforderungen. Ich halte es für wichtig, dass man sich im Familienkreis mit dem Betroffenen – wenn es ihm noch gut geht – darauf verständigt, ab wann die Pflege in einem Pflegeheim stattfinden soll. Ich halte es nicht für lieblos, die Pflege von professionellen Kräften in einem Pflegeheim durchführen zu lassen, denn so ist eine bestmögliche Versorgung sichergestellt. Außerdem bieten Pflegeeinrichtungen schon durch ihre personelle und bauliche Ausstattung – z. B. Schutz vor Stürzen – einen Sicherheitsstandard, den man zu Hause nur schwer erreichen kann. Wichtige Tipps zur häuslichen Krankenpflege bei der HE kann man im Internet unter www.huntington-info.eu oder bei Selbsthilfeorganisationen erhalten.

Zusammenfassung

Pflege: Wann eine Pflege zu Hause nicht mehr möglich ist, sollte in der Familie besprochen werden. In einer Pflegeeinrichtung („Heim") ist eine adäquate Versorgung schwer betroffener HE-Patienten sichergestellt.

9 Patientenverfügung, Vorsorgevollmacht und Betreuung

9.1 Patientenverfügung

Die HE kann einen schweren Verlauf nehmen, sodass ich Betroffenen dazu rate, zumindest eine Patientenverfügung aufzusetzen, solange es ihnen noch gut geht. Nach der aktuell geltenden Rechtslage sind solche Patientenverfügungen nicht nur für den Arzt, sondern auch für den rechtlich bestellten Betreuer bzw. Bevollmächtigten verbindlich (§ 1901a BGB). Zwar darf der Arzt einem Tötungsverlangen nicht nachgeben, die Patientenverfügung hat aber keine „Reichweitenbegrenzung", d. h. sie gilt auch für den Verzicht auf lebenserhaltende Maßnahmen, wenn der Tod nicht unmittelbar bevorsteht. Eine Missachtung des durch die Patientenverfügung geäußerten Willens kann als strafbare Handlung (Körperverletzung) geahndet werden. Trotzdem müssen Arzt und Betreuer bzw. Bevollmächtigter immer prüfen, ob die Festlegungen in der Patientenverfügung auf die „aktuelle Lebens- und Behandlungssituation" (§ 1901a BGB) zutreffen. „Liegt keine Patientenverfügung vor (...), hat der Betreuer die Behandlungswünsche oder den mutmaßlichen Willen des Betreuten festzustellen und auf dieser Grundlage zu entscheiden, ob er in eine ärztliche Maßnahme (...) einwilligt oder sie untersagt" (§ 1901a BGB). Mit einer Patientenverfügung kann man für sich selbst rechtssicher verhindern, dass z. B. eine künstliche Ernährung durchgeführt wird.

9.2 Vorsorgevollmacht

Die Patientenverfügung lässt sich auch mit einer Vorsorgevollmacht kombinieren, sodass z. B. der Ehepartner oder Kinder dann bevollmächtigt werden, wenn man nicht mehr selbst in der Lage ist, Entscheidungen zu treffen. Eine Vorsorgevollmacht kann die Einrichtung einer Betreuung entbehrlich machen.
Gibt es keine Vollmacht, wird eine Betreuung von den behandelnden Ärzten oder auch Angehörigen bei Gericht angeregt, das dann einen Betreuer benennt. Dieser soll sich im Sinne des Betreuten um die Aufgabenkreise Gesundheit (z. B. Einwilligung in medizinische Untersuchungen oder Behandlungen), Vermögen (z. B. Bankgeschäfte) und Aufenthaltsbestimmung kümmern. Betreuer kann jemand aus der Familie oder dem Freundeskreis sein. Bei Konflikten in der Familie ist es aber durchaus sinnvoll, vom Gericht einen Berufsbetreuer benennen

zu lassen, der schwierige Entscheidungen (z. B. Unterbringung eines Patienten in einer Pflegeeinrichtung) mit der gebotenen Distanz treffen kann. Man kann auch mit einer sog. „Betreuungsverfügung" festlegen, wer im Falle eines Falles Betreuer werden soll.
Informative Broschüren zum Thema Patientenverfügung, Betreuung und Vollmacht kann man sich auf der Seite des Bundesministeriums der Justiz (www.bmjv.de) kostenlos downloaden.

Zusammenfassung

Patientenverfügung, Vorsorgevollmacht: Ich rate dazu, möglichst eine Patientenverfügung mit Vorsorgevollmacht notariell beglaubigen zu lassen. Im Notfall wird es dann gegenüber Ärzten und Behörden keine Probleme geben, die Legitimation des Bevollmächtigten anzuerkennen.

10 Palliativmedizinische Angebote

In fortgeschrittenen Krankheitsstadien, nicht nur bei der HE, kann es sinnvoll sein, lebensverlängernde oder -erhaltende Behandlungen (z. B. künstliche Ernährung, Antibiotika) zu beenden. Dabei ist der geäußerte oder zumindest mutmaßliche Wille des Patienten bindend (s. Kap. 9: Patientenverfügung, Vorsorgevollmacht und Betreuung).
Um den Sterbeprozess menschenwürdig zu gestalten und zu begleiten, gibt es heute eine sehr gute palliativmedizinische Versorgung in Deutschland. Diese reicht von ambulanten Hospizdiensten über Palliativstationen in Krankenhäusern bis hin zu Hospizen. Viele niedergelassene Ärzte verfügen darüber hinaus über die Zusatzbezeichnung „Palliativmedizin", sodass sie Ihnen und Ihren Angehörigen mit Rat und Tat zur Seite stehen können.
Weitere Informationen zum Thema Palliativmedizin können Sie auf der Homepage des Deutschen Hospiz- und Palliativverbandes erhalten (www.dhpv.de). Auf dieser Seite können Sie auch nach Angeboten in Ihrer Region suchen.

Zusammenfassung

Palliativmedizin: Infolge der Möglichkeiten der Palliativmedizin (ambulante Dienste, Hospize, Palliativstationen) muss heute niemand mehr mit unerträglichen Schmerzen oder anderen Beschwerden, wie z. B. Luftnot, sterben! Patienten können heute menschenwürdig und ohne schlimme Angst ihren letzten Weg gehen.

11 Alternative Heilmethoden

Grundsätzlich ist alles erlaubt, was zumindest nicht schadet. Und es gilt ein Motto, das so alt ist wie die Medizin: „Wer heilt, hat recht!" Ich will an dieser Stelle aber vor übertriebenen Hoffnungen warnen, denn i. d. R. sind alternative Behandlungen keine Kassenleistung und Sie müssen bisweilen tief in die Tasche greifen. Seien Sie daher besonders kritisch, wenn Ihnen viel Geld abverlangt wird oder Therapeuten behaupten, sie könnten die Erkrankung heilen!

Nach meiner Erfahrung ist man bei Ärzten, die sich z. B. mit traditioneller chinesischer Medizin, Naturheilverfahren oder Homöopathie beschäftigen, gut aufgehoben, auch was Grenzen dieser alternativen Methoden und das Kostenrisiko angeht.

Grundsätzlich zurückhaltend wäre ich mit Körperakupunktur bei Erhöhung der Muskelspannung (Spastik, Dystonie), denn in einer Studie, an der ich selbst beteiligt war, zeigte sich durch Körperakupunktur bei Patienten mit Spastik nach Schlaganfall sogar ein nachteiliger Effekt (Fink u. Mitarb., 2004). Grundsätzlich wäre ich bei der HE mit Körperakupunktur zurückhaltend, auch weil es hierdurch zu einer Aktivierung des Immunsystems kommen kann. Dies ist möglicherweise für die HE ungünstig (s. Kap. 2.3: Entstehung der Krankheit). Eine Alternative könnte die Ohrakupunktur sein.

Bei der Homöopathie geht es darum, ein Mittel zu finden, das ähnliche Beschwerden auslöst, wie sie durch die HE hervorgerufen werden. Ich will hier nicht diskutieren, ob und wie Homöopathie wirkt, jedenfalls schadet sie zumindest nicht. Ein erfahrener homöopathischer Arzt kann durch eine umfangreiche Anamnese das „richtige" Mittel finden. Besonders bewährt hat sich das Mittel Tarentula hispanica (Tarent.), die Spanische Tarantel, von deren Gift die Menschen bereits im Mittelalter glaubten, es rufe den „Veitstanz" hervor. Das Arzneimittelbild von Tarentula liest sich wie die Beschreibung eines HE-Patienten im fortgeschrittenen Stadium: Es zeigt sich ein extrem ruheloses, überreiztes Bild, mit ständigem Bewegungsdrang, Reizbarkeit, Aggressivität, Ungeduld, Ablenkbarkeit und Angst vor Neuem (bei Abweichung von der Routine und unbekannter Umgebung). Weitere bewährte Homöopathika bei Chorea sind Agaricus (Agar.) und Causticum (Caust.) (Kent, 2007). Die ausführliche homöopathische Untersuchung kann aber auch zu völlig anderen, eben individuellen, Mitteln führen. Als Ausgangspotenz hat sich C30 bewährt. Homöopathische Mittel (z. B. „Globuli", das sind kleine Zuckerkügelchen mit aufgetragener Arznei) sind rezeptfrei in der Apotheke erhältlich.

Im Bereich der Naturheilverfahren kann man bei Unruhe und Schlafstörungen auf pflanzliche Beruhigungsmittel zurückgreifen, z. B. Baldrian (Valeriana officinalis), Hafer (Avena sativa), Hopfen (Humulus lupulus), Johanniskraut (Hypericum perforatum), Kalifornischer Schlafmohn (Eschscholtzia californica), Lavendel (Lavendula officinalis), Melisse (Melissa officinalis), Passionsblume (Passiflora incarnata) oder Weißdorn (Crataegus oxyacantha) (Lohmann, 1997). In der Apotheke werden Sie nach einer Beratung zahlreiche Fertigpräparate angeboten bekommen. Bei schwerer ausgeprägten Störungen sollten Sie einen Neurologen oder Psychiater konsultieren.

Zusammenfassung

Alternative Heilmethoden: Von Körperakupunktur rate ich bei der HE ab. Homöopathie kann nicht schaden. Einige pflanzliche Arzneimittel, z. B. Hopfen oder Passionsblume, können leichtere Unruhezustände bessern. Von teuren Therapien ist abzuraten, v. a. wenn von unseriösen Behandlern eine Heilung versprochen wird.

12 Wo bekomme ich Rat und Hilfe

12.1 Selbsthilfeorganisationen und Selbsthilfegruppen

Deutsche Huntington-Hilfe e.V.
Geschäfts- und Beratungsstelle
Falkstraße 73–77 · 47058 Duisburg
Tel.: 0203/22 915 · Fax: 0203/22 925
E-Mail: dhh@dhh-ev.de · Homepage: www.huntington-hilfe.de

BDH Bundesverband Rehabilitation e.V.
BDH-Bundesleitung
Eifelstraße 7 · 53119 Bonn
Tel.: 0228/96984-0 · Fax: 0228/96984-99
E-Mail: info@bdh-reha.de · Homepage: www.bdh-reha.de

12.2 Palliativmedizin

Deutscher Hospiz- und Palliativverband e.V.
Aachener Straße 5 · 10713 Berlin
Tel.: 030/8200758-0 · Fax: 030/8200758-13
E-Mail: info@dhpv.de · Homepage: www.dhpv.de

12.3 Huntington-Zentren und -Sprechstunden in Deutschland

Norddeutschland
AMEOS Klinikum Heiligenhafen
Friedrich-Ebert-Straße 100 · 23774 Heiligenhafen,
Tel.: 04362/91-1336 od. -1241

Mitteldeutschland
Neurologische Klinik der Ruhr-Universität Bochum im St. Josef-Hospital
Station NR1
Gudrunstraße 56 · 44791 Bochum,
Tel.: 0234/509-2400

Süddeutschland
Isar-Amper-Klinikum gGmbH
Klinik Taufkirchen (Vils), Station N1,
Bräuhausstraße 5 · 84416 Taufkirchen (Vils)
Tel.: 08084/934-242

Spezialsprechstunden werden i. d. R. auch an anderen deutschen Universitätskliniken angeboten, z. B. am Universitätsklinikum Ulm (Huntington-Sprechstunde Tel. 0731-500-63080) oder in der Huntington-Ambulanz der Universitätsklinik Münster (Tel. 0251-83-444-83). Zentren, die auch an Studien zur HE teilnehmen, sind auf der Homepage des European Huntington Disease Network (www.euro-hd.net) einzusehen.

13 Literaturhinweise

Adair JC, Knoefel JE, Morgan N. Controlled trial of N-acetylcysteine for patients with probable Alzheimer's disease. Neurology 2001; 57: 1515-1517.

Ahmad A, Khan MM, Ishrat T et al. Synergistic effect of selenium and melatonin on neuroprotection in cerebral ischemia in rats. Biol Trace Elem Res 2011; 139: 81-96.

Armagan G, Kanit L, Yalcin A. Effects of non-steroidal antiinflammatory drugs on D-serine-induced oxidative stress in vitro. Drug Chem Toxicol 2012; 35: 393-398.

Armstrong MJ, Miyasaki JM. Evidence-based guideline: pharmacologic treatment of chorea in Huntington disease: report of the guideline development subcommittee of the American Academy of Neurology. Neurology 2012; 79: 597-603.

Bañez-Coronel M, Porta S, Kagerbauer B et al. A pathogenic mechanism in Huntington's disease involves small CAG-repeated RNAs with neurotoxic activity. PLoS Genet 2012; 8: e1002481.

Beglinger LJ, Adams WH, Langbehn D et al. Results of the citalopram to enhance cognition in Huntington disease trial. Mov Disord 2014; 29: 401-405.

Bezprozvanny I. The rise and fall of Dimebon. Drug News Perspect 2010; 23: 518-523.

Block RC, Dorsey ER, Beck CA, Brenna JT, Shoulson I. Altered cholesterol and fatty acid metabolism in Huntington disease. J Clin Lipidol 2010; 4: 17-23.

Bonnamain V, Neveu I, Naveilhan P. Neural stem/progenitor cells as a promising candidate for regenerative therapy of the central nervous system. Front Cell Neurosci 2012; 6: 17.

Borrell-Pagès M, Canals JM, Cordelières FP et al. Cystamine and cysteamine increase brain levels of BDNF in Huntington disease via HSJ1b and transglutaminase. J Clin Invest 2006; 116: 1410-1424.

Bundesinstitut für Risikobewertung (BfR). Die Einnahme von Nicotinsäure in überhöhter Dosierung kann die Gesundheit schädigen. Stellungnahme Nr. 018/2012 des BfR vom 06. Februar 2012, abrufbar unter www.bfr.bund.de.

Byars JA, Beglinger LJ, Moser DJ, Gonzalez-Alegre P, Nopoulos P. Substance abuse may be a risk factor for earlier onset of Huntington disease. J Neurol 2012; 259: 1824-1831.

Chakraborty J, Nthenge-Ngumbau DN, Rajamma U, Mohanakumar KP. Melatonin protects against behavioural dysfunctions and dendritic spine damage in 3-nitropropionic acid-induced rat model of Huntington's disease. Behav Brain Res 2014; 264: 91-104.

Chakraborty J, Singh R, Dutta D, Naskar A, Rajamma U, Mohanakumar KP. Quercetin improves behavioral deficiencies, restores astrocytes and microglia, and reduces serotonin metabolism in 3-nitropropionic acid-induced rat model of Huntington's Disease. CNS Neurosci Ther 2014; 20: 10-19.

Chandra A, Johri A, Beal MF. Prospects for neuroprotective therapies in prodromal Huntington's disease. Mov Disord 2014; 29: 285-93.

Chow HH, Cai Y, Hakim IA et al. Pharmacokinetics and safety of green tea polyphenols after multiple-dose administration of epigallocatechin gallate and polyphenon E in healthy individuals. Clin Cancer Res 2003; 9: 3312-3319.

Coelho T, Adams D, Silva A et al. Safety and efficacy of RNAi therapy for transthyretin amyloidosis. N Engl J Med 2013; 369: 819-829.

Coppedè F. The potential of epigenetic therapies in neurodegenerative diseases. Front Genet 2014; 5: 220.

Däuper J, Peschel T, Schrader C, Kohlmetz C, Joppich G, Nager W, Dengler R, Rollnik JD. Effects of subthalamic nucleus (STN) stimulation on motor cortex excitability. Neurology 2002; 59: 700-706.

Dardiotis E, Panayiotou E, Feldman ML et al. Intraperitoneal melatonin is not neuroprotective in the G93ASOD1 transgenic mouse model of familial ALS and may exacerbate neurodegeneration. Neurosci Lett 2013; 548: 170-175.

Deutsche Gesellschaft für Neurologie (DGN). Leitlinie Chorea. AWMF-Leitlinie Nr. 030/028 2011, abrufbar unter www.awmf.org.

Di Pardo A, Maglione V, Alpaugh M et al. Ganglioside GM1 induces phosphorylation of mutant huntingtin and restores normal motor behavior in Huntington disease mice. Proc Natl Acad Sci USA 2012; 109: 3528-3533.

Di Pardo A, Amico E, Favellato M, Castrataro R, Fucile S, Squitieri F, Maglione V. FTY720 (fingolimod) is a neuroprotective and disease-modifying agent in cellular and mouse models of Huntington disease. Hum Mol Genet 2014; 23: 2251-2265.

Dorsey E, Huntington Study Group COHORT Investigators. Characterization of a large group of individuals with huntington disease and their relatives enrolled in the COHORT study. PLoS One 2012; 7: e29522.

Ehrnhoefer DE, Duennwald M, Markovic P et al. Green tea (-)-epigallocatechin-gallate modulates early events in huntingtin misfolding and reduces toxicity in Huntington's disease models. Hum Mol Genet 2006; 15: 2743-2751.

Ellrichmann G, Petrasch-Parwez E, Lee DH et al. Efficacy of fumaric acid esters in the R6/2 and YAC128 models of Huntington's disease. PLoS One 2011; 6: e16172.

Ellrichmann G, Reick C, Saft C, Linker RA. The role of the immune system in Huntington's disease. Clin Dev Immunol 2013; 2013: 541259.

Esposito E, Cuzzocrea S. Antiinflammatory activity of melatonin in central nervous system. Curr Neuropharmacol 2010; 8: 228-242.

Fernández-Ruiz J, Sagredo O, Pazos MR et al. Cannabidiol for neurodegenerative disorders: important new clinical applications for this phytocannabinoid? Br J Clin Pharmacol 2013; 75: 323-333.

Fink M, Rollnik JD, Bijak M et al. Needle acupuncture in chronic poststroke leg spasticity. Arch Phys Med Rehabil 2004; 85: 667-672.

Gasser T. Chorea Huntington und Chorea Sydenham. In: Brandt T, Dichgans J, Diener HC. Therapie und Verlauf neurologischer Erkrankungen. Kohlhammer Verlag, Stuttgart 1998: 915-921.

Gil-Mohapel J, Brocardo PS, Christie BR. The role of oxidative stress in Huntington's disease: are antioxidants good therapeutic candidates? Curr Drug Targets 2014; 15: 454-468.

Gonzalez V, Cif L, Biolsi B, Garcia-Ptacek S et al. Deep brain stimulation for Huntington's disease: long-term results of a prospective open-label study. J Neurosurg 2014; 121: 114-122.

Gros Y, Schuldiner S. Directed evolution reveals hidden properties of VMAT, a neurotransmitter transporter. J Biol Chem 2010; 285: 5076-5084.

Gusella JF, MacDonald ME, Lee JM. Genetic modifiers of Huntington's disease. Mov Disord 2014; 29: 1359-1365.

Hartje W, Poeck K. Demenz. In: Hartje W, Poeck K. Klinische Neuropsychologie. Thieme-Verlag, Stuttgart 2006: 423-434.

Hathorn T, Snyder-Keller A, Messer A. Nicotinamide improves motor deficits and upregulates PGC-1α and BDNF gene expression in a mouse model of Huntington's disease. Neurobiol Dis 2011; 41: 43-50.

Heinzl S. Wie Humanarzneimittel geprüft werden. Pharmazeutische Zeitung online 2011: 30.

Herges K, Millward JM, Hentschel N, Infante-Duarte C, Aktas O, Zipp F. Neuroprotective effect of combination therapy of glatiramer acetate and epigallocatechin-3-gallate in neuroinflammation. PLoS One 2011; 6: e25456.

Hersch SM, Gevorkian S, Marder K et al. Creatine in Huntington disease is safe, tolerable, bioavailable in brain and reduces serum 8OH2'dG. Neurology 2006; 66: 250-252.

Hickey MA, Zhu C, Medvedeva V et al. Evidence for behavioral benefits of early dietary supplementation with CoEnzymeQ10 in a slowly progressing mouse model of Huntington's disease. Mol Cell Neurosci 2012a; 49: 149-157.

Hickey MA, Zhu C, Medvedeva V et al. Improvement of neuropathology and transcriptional deficits in CAG 140 knock-in mice supports a beneficial effect of dietary curcumin in Huntington's disease. Mol Neurodegener 2012b; 7: 12.

Holl AK, Wilkinson L, Painold A, Holl EM, Bonelli RM. Combating depression in Huntington's disease: effective antidepressive treatment with venlafaxine XR. Int Clin Psychopharmacol 2010; 25: 46-50.

HORIZON Investigators of the Huntington Study Group and European Huntington's Disease Network. A randomized, double-blind, placebo-controlled study of latrepirdine in patients with mild to moderate Huntington disease. JAMA Neurol 2013; 70: 25-33.

Hubers AA, van Duijn E, Roos RA et al. Suicidal ideation in a European Huntington's disease population. J Affect Disord 2013; 151: 248-258.

Huntington GS. On Chorea. Medical and Surgical Reporter of Philadelphia 1872; 26: 317-321.

Huntington's Disease Collaborative Research Group. A novel gene containing a trinucleotide repeat that is expanded and unstable on Huntington's disease chromosomes. Cell 1993; 72: 971-983.

Huntington Study Group. Unified Huntington's Disease Rating Scale: reliability and consistency. Mov Disord 1996; 11: 136-142.

Huntington Study Group. A randomized, placebo-controlled trial of coenzyme Q10 and remacemide in Huntington's disease. Neurology 2001; 57: 397-404.

Huntington Study Group. Randomized controlled trial of ethyl-eicosapentaenoic acid in Huntington disease: the TREND-HD study. Arch Neurol 2008; 65: 1582-1589.

Huntington Study Group Pre2CARE Investigators. Safety and tolerability of high-dosage coenzyme Q10 in Huntington's disease and healthy subjects. Mov Disord 2010; 25: 1924-1928.

Huntington Study Group Reach2HD Investigators. Safety, tolerability, and efficacy of PBT2 in Huntington's disease: a phase 2, randomised, double-blind, placebo-controlled trial. Lancet Neurol 2015; 14: 39-47.

Jiang M, Peng Q, Liu X et al. Small-molecule TrkB receptor agonists improve motor function and extend survival in a mouse model of Huntington's disease. Hum Mol Genet 2013; 22: 2462-2470.

Jiang M, Wang J, Fu J et al. Neuroprotective role of Sirt1 in mammalian models of Huntington's disease through activation of multiple Sirt1 targets. Nat Med 2012; 18: 153-158.

Johnson CD, Davidson BL. Huntington's disease: progress toward effective disease-modifying treatments and a cure. Hum Mol Genet 2010; 19: R98-R102.

Kalliolia E, Silajdžić E, Nambron R et al. Plasma melatonin is reduced in Huntington's disease. Mov Disord 2014; 29: 1511-1515.

Kent JT. Repertorium der homöopathischen Arzneimittel. Narayana-Verlag, Kandern 2007: 982.

Kieburtz K, McDermott MP, Voss TS et al. A randomized, placebo-controlled trial of latrepirdine in Huntington disease. Arch Neurol 2010; 67: 154-160.

Kieburtz K, McGarry A, McDermott M et al. (Huntington Study Group HART Investigators) A randomized, double-blind, placebo-controlled trial of pridopidine in Huntington's disease. Mov Disord 2013; 28: 1407-1415.

Koppel BS, Brust JC, Fife T et al. Systematic review: efficacy and safety of medical marijuana in selected neurologic disorders: report of the Guideline Development Subcommittee of the American Academy of Neurology. Neurology 2014; 82: 1556-1563.

Kryscio RJ, Abner EL, Schmitt FA et al. A randomized controlled Alzheimer's disease prevention trial's evolution into an exposure trial: the PREADViSE Trial. J Nutr Health Aging 2013; 17: 72-75.

Kumar P, Kalonia H, Kumar A. Huntington's disease: pathogenesis to animal models. Pharmacol Rep 2010; 62: 1-14.

Labbadia J, Morimoto RI. Huntington's disease: underlying molecular mechanisms and emerging concepts. Trends Biochem Sci 2013; 38: 378-385.

Laccone F, Engel U, Holinski-Feder E et al. DNA analysis of Huntington's disease: five years of experience in Germany, Austria, and Switzerland. Neurology 1999; 53: 801-806.

Lagoa R, Lopez-Sanchez C, Samhan-Arias AK, Gañan CM, Garcia-Martinez V, Gutierrez-Merino C. Kaempferol protects against rat striatal degeneration induced by 3-nitropropionic acid. J Neurochem 2009; 111: 473-487.

Landwehrmeyer GB, Dubois B, de Yébenes JG et al. Riluzole in Huntington's disease: a 3-year, randomized controlled study. Ann Neurol 2007; 62: 262-272.

Lauterbach EC. Neuroprotective effects of psychotropic drugs in Huntington's disease. Int J Mol Sci 2013; 14: 22558-22603.

Lee JM, Ramos EM, Lee JH et al. CAG repeat expansion in Huntington disease determines age at onset in a fully dominant fashion. Neurology 2012; 78: 690-695.

Loef M, Schrauzer GN, Walach H. Selenium and Alzheimer's disease: a systematic review. J Alzheimers Dis 2011; 26: 81-104.

Lohmann M. Therapiehandbuch Naturheilkunde. Gustav Fischer Verlag, Ulm 1997: 270-271.

Losekoot M, van Belzen MJ, Seneca S et al. EMQN/CMGS best practice guidelines for the molecular genetic testing of Huntington disease. Eur J Hum Genet 2013; 21: 480-486.

Lu Z, Marks E, Chen J et al. Altered selenium status in Huntington's disease: neuroprotection by selenite in the N171-82Q mouse model. Neurobiol Dis 2014; 71: 34-42.

Lücking C, Hotzenköcherle S. Schluckstörung – und jetzt? Schulz-Kirchner Verlag, Idstein 2014.

Lücking CH. Amtage F, Hummel S et al. Huntington-Erkrankung. In: Hufschmidt A, Lücking CH, Rauer S. Neurologie compact. Thieme-Verlag, Stuttgart 2013: 360-364.

Maucksch C, Vazey EM, Gordon RJ, Connor B. Stem cell-based therapy for Huntington's disease. J Cell Biochem 2013; 114: 754-763.

Meissner TB, Mandal PK, Ferreira LM, Rossi DJ, Cowan CA. Genome editing for human gene therapy. Methods Enzymol 2014; 546: 273-295.

Miller TM, Pestronk A, David W et al. An antisense oligonucleotide against SOD1 delivered intrathecally for patients with SOD1 familial amyotrophic lateral sclerosis: a phase 1, randomised, first-in-man study. Lancet Neurol 2013; 12: 435-442.

Milnerwood AJ, Gladding CM, Pouladi MA et al. Early increase in extrasynaptic NMDA receptor signaling and expression contributes to phenotype onset in Huntington's disease mice. Neuron 2010; 65: 178-190.

Müller-Vahl KR. Treatment of Tourette syndrome with cannabinoids. Behav Neurol 2013; 27: 119-124.

Ondo WG, Mejia NI, Hunter CB. A pilot study of the clinical efficacy and safety of memantine for Huntington's disease. Parkinsonism Relat Disord 2007; 13: 453-454.

Orth M, Handley OJ, Schwenke C et al. Observing Huntington's Disease: the European Huntington's Disease Network‘s REGISTRY. PLoS Curr 2010; 2: RRN1184.

Paulsen JS, Long JD. Onset of Huntington's disease: Can it be purely cognitive? Mov Disord 2014; 29: 1342-1350.

Pasinetti GM, Wang J, Marambaud P, Ferruzzi M, Gregor P, Knable LA, Ho L. Neuroprotective and metabolic effects of resveratrol: therapeutic implications for Huntington's disease and other neurodegenerative disorders. Exp Neurol 2011; 232: 1-6.

Paulsen JS, Long JD, Ross CA et al. Prediction of manifest Huntington's disease with clinical and imaging measures: a prospective observational study. Lancet Neurol 2014; 13: 1193-1201.

Peyser CE, Folstein M, Chase GA et al. Trial of d-alpha-tocopherol in Huntington's disease. Am J Psychiatry 1995; 152: 1771-1775.

Pietropaolo S, Bellocchio L, Ruiz-Calvo A et al. Chronic cannabinoid receptor stimulation selectively prevents motor impairments in a mouse model of Huntington's disease. Neuropharmacology 2015; 89: 368-374.

Prundean A, Youssov K, Humbert S et al. A phase II, open-label evaluation of cysteamine tolerability in patients with Huntington's disease. Mov Disord 2014.

Queen BL, Tollefsbol TO. Polyphenols and aging. Curr Aging Sci 2010; 3: 34-42.

Reddy PH, Mao P, Manczak M. Mitochondrial structural and functional dynamics in Huntington's disease. Brain Res Rev 2009; 61: 33-48.

Rieß O. Morbus Huntington. In: Rieß O, Schöls L. Neurogenetik. Springer-Verlag, Heidelberg 1998: 223-231.

Rinaldi C, Salvatore E, Giordano I et al. Predictors of survival in a Huntington's disease population from southern Italy. Can J Neurol Sci 2012; 39: 48-51.

Rollnik JD. Komplexe choreatiforme Bewegungsstörung bei Hashimoto-Thyreoiditis. Akt Neurol 2009; 36: 138-140.

Rollnik JD. Pflegerische Leistungen in der neurologisch-neurochirurgischen Frührehabilitation. In: Rollnik JD (Hrsg.) Die neurologisch-neurochirurgische Frührehabilitation. Springer-Verlag, Heidelberg 2013: 53-60.

Rollnik JD, Winkler T, Ganser A. Paroxysmale Dyskinesien – Kasuistik eines Patienten mit symptomatischer paroxysmaler kinesigener Dyskinesie bei primärem ZNS-Lymphom. Nervenarzt 2003; 73: 362-365.

Rosas HD, Doros G, Gevorkian S et al. PRECREST: a phase II prevention and biomarker trial of creatine in at-risk Huntington disease. Neurology 2014; 82: 850-857.

Ruhenstroth M. Die Reparatur der Natur. DIE ZEIT 2014; 44: 38. Abrufbar unter www.zeit.de/2014/44/gentherapie-aids-heilung-nebenwirkungen

Sagredo O, Pazos MR, Valdeolivas S, Fernandez-Ruiz J. Cannabinoids: novel medicines for the treatment of Huntington's disease. Recent Pat CNS Drug Discov 2012; 7: 41-48.

Sandhir R, Sood A, Mehrotra A, Kamboj SS. N-Acetylcysteine reverses mitochondrial dysfunctions and behavioral abnormalities in 3-nitropropionic acid-induced Huntington's disease. Neurodegener Dis 2012; 9: 145-157.

Senol N, Nazıroğlu M, Yürüker V. N-acetylcysteine and selenium modulate oxidative stress, antioxidant vitamin and cytokine values in traumatic brain injury-induced rats. Neurochem Res 2014; 39: 685-692.

Shanafelt TD, Call TG, Zent CS et al. Phase I trial of daily oral Polyphenon E in patients with asymptomatic Rai stage 0 to II chronic lymphocytic leukemia. J Clin Oncol 2009; 27: 3808-3814.

Shahripour RB, Harrigan MR, Alexandrov AV. N-acetylcysteine (NAC) in neurological disorders: mechanisms of action and therapeutic opportunities. Brain Behav 2014; 4: 108-122.

Shults CW, Oakes D, Kieburtz K et al. Effects of coenzyme Q10 in early Parkinson disease: evidence of slowing of the functional decline. Arch Neurol 2002; 59: 1541-1550.

Sitek EJ, Thompson JC, Craufurd D, Snowden JS. Unawareness of deficits in Huntington's disease. J Huntingtons Dis 2014; 3: 125-135.

Stiles DK, Zhang Z, Ge P, Nelson B et al. Widespread suppression of huntingtin with convection-enhanced delivery of siRNA. Exp Neurol 2012; 233: 463-471.

Süssmuth SD, Haider S, Landwehrmeyer GB et al. (PADDINGTON consortium) An Exploratory Double blind, Randomised Clinical Trial with Selisistat, a SirT1 Inhibitor, in Patients with Huntington's Disease. Br J Clin Pharmacol 2014.

Tabernero J, Shapiro GI, LoRusso PM et al. First-in-humans trial of an RNA interference therapeutic targeting VEGF and KSP in cancer patients with liver involvement. Cancer Discov 2013; 3: 406-417.

Tabrizi SJ, Blamire AM, Manners DN, Rajagopalan B, Styles P, Schapira AH, Warner TT. High-dose creatine therapy for Huntington disease: a 2-year clinical and MRS study. Neurology 2005; 64: 1655-1656.

Tasset I, Pontes AJ, Hinojosa AJ, de la Torre R, Túnez I. Olive oil reduces oxidative damage in a 3-nitropropionic acid-induced Huntington's disease-like rat model. Nutr Neurosci 2011; 14: 106-111.

Thompson JA, Cruickshank TM, Penailillo LE et al. The effects of multidisciplinary rehabilitation in patients with early-to-middle-stage Huntington's disease: a pilot study. Eur J Neurol 2013; 20: 1325-1329.

Todd D, Gowers I, Dowler SJ et al. A monoclonal antibody TrkB receptor agonist as a potential therapeutic for Huntington's disease. PLoS One 2014; 9: e87923.

Trembath MK, Horton ZA, Tippett L et al. A retrospective study of the impact of lifestyle on age at onset of Huntington disease. Mov Disord 2010; 25: 1444-1450.

Trippier PC, Jansen Labby K et al. Target- and mechanism-based therapeutics for neurodegenerative diseases: strength in numbers. J Med Chem 2013; 56: 3121-3147.

Trottier Y, Biancalana V, Mandel JL. Instability of CAG repeats in Huntington's disease: relation to parental transmission and age of onset. J Med Genet 1994; 31: 377-382.

Vagner T, Young D, Mouravlev A. Nucleic Acid-Based Therapy Approaches for Huntington's Disease. Neurol Res Int 2012; 2012: 358370.

Verbessem P, Lemiere J, Eijnde BO et al. Creatine supplementation in Huntington's disease: a placebo-controlled pilot trial. Neurology 2003; 61: 925-930.

Visser TJ. Huntington's disease. Etiology and symptoms, diagnosis and treatment. Nova Science Publishers, New York 2010.

Wang X. The antiapoptotic activity of melatonin in neurodegenerative diseases. CNS Neurosci Ther 2009; 15: 345-357.

Weindl A, Conrad B. Chorea und choreatische Bewegungsstörungen. In: Conrad B, Ceballos-Baumann AO. Bewegungsstörungen in der Neurologie. Thieme-Verlag, Stuttgart 1996: 155-180.

Weinreb O, Amit T, Mandel S, Youdim MB. Neuroprotective molecular mechanisms of (-)-epigallocatechin-3-gallate: a reflective outcome of its antioxidant, iron chelating and neuritogenic properties. Genes Nutr 2009; 4: 283-296.

Weishaupt JH, Bartels C, Pölking E et al. Reduced oxidative damage in ALS by high-dose enteral melatonin treatment. J Pineal Res 2006; 41: 313-323.

Westerberg G, Chiesa JA, Andersen CA et al. Safety, Pharmacokinetics, Pharmacogenomics and QT Concentration Effect Modelling of the SirT1 Inhibitor Selisistat in Healthy Volunteers. Br J Clin Pharmacol 2014 (e-Publikation).

Wild EJ, Tabrizi SJ. Targets for future clinical trials in Huntington's disease: what's in the pipeline? Mov Disord 2014; 29: 1434-1445.

Yang L, Calingasan NY, Wille EJ, Cormier K, Smith K, Ferrante RJ, Beal MF. Combination therapy with coenzyme Q10 and creatine produces additive neuroprotective effects in models of Parkinson's and Huntington's diseases. J Neurochem 2009; 109: 1427-1439.

Zangemeister WH, Mueller-Jensen A. Blickkoordination bei Chorea Huntington: Klinische Befunde zur Kopf-Augen-Koordination. In: Verhandlungen der Deutschen Gesellschaft für Neurologie. Kardiovaskuläre Erkrankungen und Nervensystem, Neurotoxikologie, Probleme des Hirntodes. Springer-Verlag, Heidelberg 1985; 3: 920-923.

Zeller SJ, Kumar P. RNA-based gene therapy for the treatment and prevention of HIV: from bench to bedside. Yale J Biol Med 2011; 84: 301-309.

Zielonka D, Piotrowska I, Marcinkowski JT, Mielcarek M. Skeletal muscle pathology in Huntington's disease. Front Physiol 2014; 5: 380.

Zuccato C, Cattaneo E. Huntington's disease. Handb Exp Pharmacol 2014; 220: 357-409.

14 Abkürzungsverzeichnis

AAN	American Academy of Neurology
ALS	Amyotrophe Lateralsklerose, eine schwere neurodegenerative Erkrankung, unter der z. B. der britische Physiker Stephen Hawking leidet
ASO	„Antisense-Oligonukleotide", DNA-basierte Ketten, die für das „gene silencing" genutzt werden
ATP	Adenosintriphosphat, „Brennstoff" für die Zelle
BDNF	„brain-derived neurotrophic factor", wichtiger Nervenwachstumsfaktor
BGB	Bürgerliches Gesetzbuch
BtM	Betäubungsmittel
CAG-Repeats	Repeats, d. h. Wiederholungen der drei Basen Cytosin, Adenin u. Guanin im Huntingtin-Gen
cAMP	zyklisches Adenosinmonophosphat, ein wichtiger Stoff für die Übertragung von Nervensignalen
CHDI	gemeinnützige amerikanische Stiftung, die sich zum Ziel gesetzt hat, eine wirkungsvolle Behandlung der HE zu erreichen
CoQ10	Coenzym Q10, ein wichtiges Antioxidans
CRISPR/Cas9	System, mit dem man gezielt → DANN verändern kann („genome editing")
DGN	Deutsche Gesellschaft für Neurologie
DANN	deoxyribonucleic acid (engl.) = Desoxyribonukleinsäure (DNS, dt.), Erbsubstanz im Zellkern
EGCG	Epigallocatechingallat, Inhaltsstoff des Grüntees
EHDN	European Huntington Disease Network
EPA	Ethyl-Eicosapentaensäure, eine Omega-3-Fettsäure („Lachsöl")
GenDG	Gendiagnostikgesetz

GM1	ein Gangliosid (Fett), das die Giftigkeit des mHTT mindern kann
HE	Huntington-Erkrankung
HTT	Huntingtin (Eiweißkörper, der nach Vorlage des Huntingtin-Gens gebildet wird)
microRNA	wie die → siRNA für das „gene silencing" genutzt
mHTT	mutiertes, d. h. krankhaft verändertes Huntingtin (HTT)
mRNA	„messenger RNA", d. h. RNA, die die Erbinformation von der DNA überträgt
MS	Multiple Sklerose, eine entzündliche Erkrankung von Gehirn und Rückenmark
NAC	N-Acetylcystein, wirkt als Antioxidans und schützt Mitochondrien
NMDA-Rezeptor	N-Methyl-D-Aspartat-Rezeptor, an diesen dockt der erregende Nervenüberträgerstoff Glutamat an
PADDINGTON	Studie, die das Medikament Selisistat bei HE getestet hat
PBT2	neues Medikament, das Metalle binden kann
PDE10A	Phosphodiesterase 10A, Ansatzpunkt für die Phosphodiesterasehemmer (s. Kap. 2.3)
PEG	perkutane endoskopische Gastrostomie (durch die Bauchdecke gelegte Magensonde)
PID	Präimplantationsdiagnostik
PräimpG	Präimplantationsdiagnostikgesetz
prä-mRNA	Vorläufer der mRNA (s. o.)
PREQUEL	amerikanische Studie zum Einsatz von CoQ10 bei prämanifester HE
REGISTRY	Beobachtungsstudie des EHDN zum Verlauf der HE ohne Intervention (z. B. Medikamente)
RNA	ribonucleic acid (engl.) = Ribonukleinsäure (dt.), wichtig z. B. als → mRNA („m" steht für „messenger" oder Bote)
RNAi	RNA-Interferenz, eine Methode des „gene silencing" (s. Kap. 4.3.2)

SGB	Sozialgesetzbuch
siRNA	„short interfering RNA“, wird für das „gene silencing“ genutzt
SIRT1	Sirtuin 1, ein wichtiger Eiweißstoff für die Transkription, also das Ablesen der Erbinformation
SOD1	Superoxiddismutase, eine Mutation dieses Enzyms löst eine bestimmte Form der familiären Amyotrophen Lateralsklerose (s. o.) aus.
SSRI	„Selective Serotonin Reuptake Inhibitor“ – selektiver Serotonin-Wiederaufnahmehemmer, Gruppe moderner Antidepressiva
TrkB-Rezeptor	Tyrosinkinase-B-Rezeptor, an diesen bindet der Nervenwachstumsfaktor BDNF (s. o.)
UHDRS	Unified Huntington's Disease Rating Scale
VMAT-2	„vesicular monoamine transport 2“, Ansatzpunkt für Tetrabenazin und Dutetrabenazin
ZFP	Zinkfingerproteine, regulieren die Transkription, also das Ablesen der Erbinformation DNA